Sanfte Hausmittel für Frauen

Annette Kerckhoff

Sieglinde Werner

Sanfte Hausmittel für Frauen

Für Heilung, Linderung und Wohlbefinden

Mit 32 Abbildungen

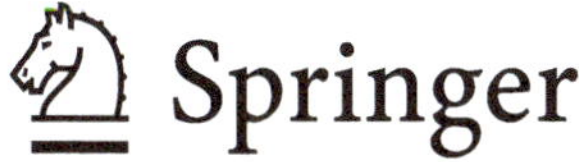

Annette Kerckhoff
Berlin, Germany

Sieglinde Werner
Notzing, Oberding, Germany

ISBN 978-3-662-55615-3 ISBN 978-3-662-55616-0 (eBook)
https://doi.org/10.1007/978-3-662-55616-0

Die Deutsche Nationalbibliothek verzeichnet diese Publikation in der Deutschen Nationalbibliografie; detaillierte bibliografische Daten sind im Internet über http://dnb.d-nb.de abrufbar.

Springer

Umschlaggestaltung: deblik Berlin
Fotonachweis Umschlag: © M&M/Fotolia

Gedruckt auf säurefreiem und chlorfrei gebleichtem Papier

Springer ist ein Imprint der eingetragenen Gesellschaft Springer-Verlag GmbH, DE und ist Teil von Springer Nature
Die Anschrift der Gesellschaft ist: Heidelberger Platz 3, 14197 Berlin, Germany

Für
Juliane, Agnes,
Lilli und Lotte

Vorwort

Die «Frau von heute» verbindet nicht nur Kinder, Küche und Karriere. Auch im Hinblick auf die Medizin nutzt sie die exakten Diagnosen der modernen Medizin ebenso wie Osteopathie oder Akupunktur, pflanzliche Arzneimittel oder Naturheilverfahren. Sie ist neuen Strömungen gegenüber aufgeschlossen, greift aber genauso gerne auf überlieferte Hausmittel zurück.

Um solche einfachen, überlieferten Hausmittel geht es in diesem Buch – und zwar um Hausmittel, die speziell bei Frauenbeschwerden angewendet werden können.

Diese Hausmittel – und so manche Anwendung wird Ihnen als Leserin bekannt vorkommen – werden typischerweise mündlich weitergegeben, am Küchentisch oder auf dem Spielplatz, mittlerweile auch vielfach in der Ratgeberliteratur oder im Internet. Aus medizinischer Sicht sind die Informationen dabei oft ungeprüft und lückenhaft. Es fehlen – verständlicherweise, wenn unter Laien weitergegeben –, Angaben über erforderliche Vorsichtsmaßnahmen, Nebenwirkungen und Interaktionen. Ebenso fehlen bei der mündlichen Weitergabe eine kompetente Einschätzung, wann der Arzt aufgesucht werden muss, und eine realistische Einschätzung der Wirksamkeit. Gerade in der Ratgeberliteratur werden die Wirkungen nicht selten nicht angemessen beschrieben, sodass überhöhte Erwartungen entstehen.

So lückenhaft das Laienwissen ganz zwangsläufig ist, so lückenhaft ist auch der Kenntnisstand in der Medizin. Hier spielen Hausmittel, d. h., Anwendungen, die in besonderem Maße für die häusliche Nutzung geeignet sind und häusliche Ressourcen verwenden, eine marginale Rolle. Auch klinische Studien werden – im Klinikalltag – weitaus häufiger mit pharmazeutischen Produkten durchgeführt, die standardisierte Inhaltsstoffe enthalten. Diese mangelnde Beachtung von überlieferten Hausmitteln aber ist bedauerlich: Hausmittel haben zahlreiche gute Eigenschaften, wenn sie korrekt angewandt werden und der Arzt den Verlauf überprüft; sie bieten eine Möglichkeit, selbst aktiv zu werden (und dies auch bei den ersten Anzeichen einer Erkrankung oder auch zur Prävention und Gesundheitsförderung). Nicht selten sind sie mit einer kleinen Pause im Alltag verbunden. Auch die Fürsorge oder Selbstfürsorge sind angenehme und wohltuende Elemente der naturheilkundlichen Selbsthilfe.

Alle diese Faktoren sind für die Gesunderhaltung und Heilung wichtig. Problematisch ist also nicht, dass Patienten überhaupt Hausmittel anwenden, sondern **welche** Hausmittel sie **wie** einsetzen bzw. wenn sie dies ohne Absprache mit dem Arzt tun.

Hier scheint also ein Brückenschlag erforderlich zu sein: die Prüfung alter Hausmittel und die Ergänzung mit medizinischem Wissen über korrekte Anwendung und mögliche Probleme und Risiken. Dann aber stellen Hausmittel einen wertvollen Baustein im Gesamtsystem einer integrativen Medizin dar.

Wir glauben: Wenn Menschen korrekt informiert werden, wie sie die jeweiligen Hausmittel exakt einsetzen sollten, worauf sie achten müssen und wann die Selbstbehandlung ihre Grenzen findet bzw. ein Arzt hinzugezogen werden muss, stärkt dies nicht nur die Gesundheitskompetenz, sondern auch das Gefühl der Sicherheit. Besonders einfach ist dies natürlich, wenn der behandelnde Arzt selbst Hausmittel im Sinne einer aktiven Mitarbeit des Patienten als sinnvollen Bestandteil eines integrativen Medizinkonzepts bewertet – und wenn er sich darauf verlassen kann, dass die angewandten Hausmittel plausibel in ihrer Wirkung, vielleicht sogar klinisch geprüft sind und dass genau über Durchführung und besondere Hinweise informiert wurde.

Das vorliegende Buch möchte im Bereich Frauenheilkunde derartige Empfehlungen bieten. Wir informieren Sie über Nebenwirkungen, Gegenanzeigen und Wechselwirkungen, über bekannte oder vermutete Wirkmechanismen und gehen auf Detailfragen der Anwendung ein, sodass hoffentlich keine Fragen offen bleiben.

Das Motto unserer Arbeit war dabei, zunächst mit Bekanntem zu beginnen und dieses zu erläutern. So manche Anwendung wird beim Durchblättern geläufig sein. Und doch lohnt es sich, genauer hinzuschauen. Wussten Sie, dass Kamillentee auch bei Schlafstörungen eingesetzt werden kann und Fencheltee in den Wechseljahren? Dass Knoblauch blutverdünnend wirkt und deshalb mit Vorsicht bei gleichzeitiger Einnahme von Gerinnungshemmern eingesetzt werden sollte? Dass ein Fußbad mit Backpulver eine probate Entsäuerungsmaßnahme darstellt, die durchaus auch angewendet werden darf, wenn abends am Rechner noch die eine oder andere Mail beantwortet werden muss.

Wir stellen uns vor, dass unsere Leserinnen Salz, Essig und Öl im Haus haben, Apfelessig und Honig, Gurke, Petersilie, Knoblauch, Kartoffeln, Meerrettich und Äpfel, Kamillen-, Pfefferminz- und Fencheltee, aber auch Kokosöl, Ingwer und ein Fläschchen ätherisches Lavendelöl. Dass sie Freude daran haben, zu kochen, sich nach kleinen Momenten der Selbstfürsorge sehnen und doch oft nicht wissen, wie sie auf die Schnelle dazu kommen.

Um genau das möglichst einfach zu machen, schlägt dieses Buch einen pragmatischen Weg ein und verwendet v. a. häufig bereits vorhandene oder leicht zu beschaffende Ressourcen und Materialien. Wenn Sie dieses Buch lesen, werden Sie merken, dass in Ihrem Bad und Ihrer Küche ein Schatz liegt, mit dem Sie sich etwas Gutes tun können. Ganz einfach und so unkompliziert, dass allein schon Ihr Körper, Ihr Atem und Ihre sozialen Beziehungen heilsam eingesetzt werden können, Wasser oder eben auch Verschiedenes, was sich im Gemüseregal oder im Vorratsschrank findet.

So wünschen wir Ihnen viel Freude dabei, die Welt der einfachen und hier auch geprüften Hausmittel zu entdecken und später dieses Wissen im besten Fall ebenfalls an Ihre Töchter oder Freundinnen weiterzugeben.

Wir haben über die Jahre besonders schöne Rezepte zusammengesucht und greifen dankbar auf einen Wissensschatz zurück, der auch im Austausch mit heilkundigen und an der Heilkunde interessierten Frauen unserer Zeit gerne weitergegeben wird. Schon immer haben Frauen ihr Gesundheitswissen geteilt – nicht nur am Kaffeetisch, sondern auch in der Fachwelt. So gilt unser besonderer Dank den in diesem Buch erwähnten Frauen, die für uns als Gesprächspartnerinnen, Lehrerinnen, Wegbereiterinnen oder inspirierende Autorinnen erst ermöglicht haben, dieses Buch zu schreiben und die Informationen aus der Fachliteratur »mit Leben zu erfüllen«.

Wir danken zudem dem Springer-Verlag, insbesondere Frau Dr. Höschele, für die Aufgeschlossenheit gegenüber dem Thema. Frau Dembowsky danken wir für das gründliche Lektorat.

Dr. Annette Kerckhoff
Sieglinde Werner
Deixlfurt und Erding, im Frühjahr 2018

Inhaltsverzeichnis

Annette Kerckhoff, Sieglinde Werner

Die Autorinnen

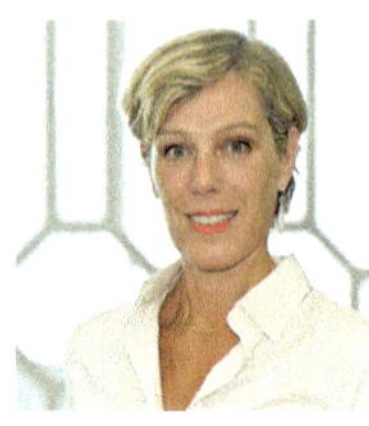

Frau Dr. Annette Kerckhoff

M.Sc. Gesundheitswissenschaften, B.Sc. Komplementärmedizin, Heilpraktikerin, Erzieherin ist seit vielen Jahren in der Patientenaufklärung tätig, maßgeblich für die Carstens-Stiftung: Natur und Medizin. In den letzten Jahren hatte sie Lehraufträge zu Medizingeschichte, Konzepten der Medizin, naturheilkundlichen Selbsthilfestrategien und Gesundheitsdidaktik. Ihr besonderes Interesse gilt naturheilkundlichen Anwendungen für zu Hause, altem Frauenwissen und der «Medizin aus der Küche».

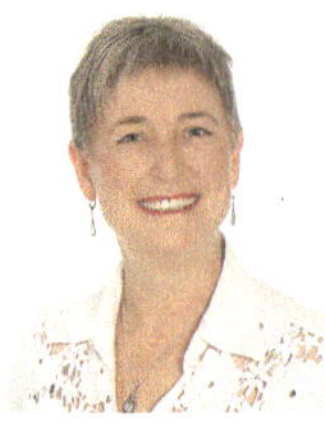

Frau Sieglinde Werner

B.Sc. Komplementärmedizin, Heilpraktikerin, Krankenschwester und Mutter von 4 Kindern. Sie ist mit Hausmitteln groß geworden und gibt diese gerne weiter. Als Heilpraktikerin arbeitet Frau Werner schon seit Jahren mit naturheilkundlichen und komplementärmedizinischen Anwendungen, hier auch z. B. mit klassischer chinesischer Akupunktur und Yamamoto-Schädelakupunktur, Myoreflextherapie und Fußreflexzonentherapie. Derzeit absolviert Frau Werner ein Studium zum M.Sc. Gesundheitswissenschaften.

Möglichkeiten und Grenzen von Hausmitteln

Annette Kerckhoff, Sieglinde Werner

© Springer-Verlag GmbH Deutschland, ein Teil von Springer Nature 2018
A. Kerckhoff, S. Werner, *Sanfte Hausmittel für Frauen*
https://doi.org/10.1007/978-3-662-55616-0_1

Hausmittel können Erkrankungen vorbeugen, leichte Beschwerden behandeln und bei schwereren Erkrankungen unterstützend eingesetzt werden. Ein Laie kann jedoch weder eine korrekte Diagnose stellen noch den Verlauf beurteilen – dies kann nur der Arzt. Daher möchten wir dringend anraten, sich einen Arzt oder eine Ärztin zu suchen, der oder die der Naturheilkunde grundsätzlich offen gegenübersteht, um die Hausmittel als Baustein der Therapie zu berücksichtigen und für den individuellen Fall anzupassen. Wichtig ist dies auch, weil Hausmittel unerwünschte Nebenwirkungen haben können bzw. mit Medikamenten in Wechselwirkungen treten können. Wir haben uns bemüht, diese Neben- und Wechselwirkungen zu nennen, es ist jedoch im individuellen Fall immer besser, den Verlauf einer Erkrankung vom Arzt begleiten und begutachten zu lassen – das geschulte Auge des Arztes wird durch keinen Ratgeber ersetzt!

Um einen optimalen Heilungsverlauf zu gewährleisten, gilt daher auch: Bitte seien Sie offen gegenüber dem behandelnden Arzt, was Sie außer Medikamenten noch anwenden, damit er dies bei seinen Verordnungen und bei der Beurteilung des Krankheitsverlaufs berücksichtigen kann.

Seit langem beschäftigen sich die Autorinnen mit der Anwendung von Hausmitteln, Tees, Wickeln, Gewürzen und altem Frauenwissen und möchten daher auch auf eigene Arbeiten verweisen (Kerckhoff u. Elies 2015; Kerckhoff u. Schimpf 2015; Kerckhoff u. Contentin-El Masri 2016; Kerckhoff 2016a–c). Wichtigste phytotherapeutische Quellen waren dabei Schilcher et al. (2010) und Bühring (2009).

Allgemeine Empfehlungen
Grundsätzliche Regeln

- Behandeln Sie nur leichte Beschwerden selbst.
- Wenn sich die Beschwerden verschlechtern, suchen Sie einen Arzt auf, um eine korrekte Diagnose zu bekommen (vielleicht sind Sie mit dem Hausmittel auf der «falschen Fährte») und therapeutische Maßnahmen ebenso wie die Selbsthilfe zu besprechen.
- Informieren Sie den Arzt über die bisher verwendeten Hausmittel.

Anmerkung   Lesen Sie dazu auch den hervorragenden kostenlosen Online-Ratgeber *Natürliche Heilmittel und Anwendungen für pflegebedürftige Menschen* des Zentrums für Qualität in der Pflege von Prof. Dr. Benno Brinkhaus und Dr. Miriam Ortiz, beide Charité-Universitätsmedizin Berlin (eine wichtige Quelle für die folgenden Empfehlungen), unter *https://www.zqp.de/wp-content/uploads/Ratgeber_Naturheilkunde_Pflege_natuerliche_Heilmittel.pdf* (zuletzt abgerufen am 17.10.2017).

Wärme

- Keine Anwendung von Wärme bei Entzündungen, Schwellungen, Kopfschmerzen oder Missempfindungen, akuten Entzündungen, Verdacht auf innere Blutungen, ausgeprägten Krampfadern, Durchblutungsstörung aufgrund verengter Gefäße, Verschlimmerung der Beschwerden durch Wärme, nach frischen Verletzungen.
- **Achtung:** Bei allen Anwendungen mit heißem Wasser besteht Verbrennungsgefahr. Dies gilt auch für heiße Auflagen wie die Kartoffelauflage. Wichtig ist hier, die Anwendung ungestört durchzuführen, sich zu konzentrieren, die Auflage nicht zu fixieren und – wenn sie bei jemand anderem durchgeführt wird – dabei zu bleiben.

- Beachten Sie, dass Kinder, Menschen mit reduziertem Reaktionsvermögen und alte Menschen besonders empfindlich sind und oft den eigenen Körper nicht (mehr) richtig einschätzen können. So kann es leicht zu Verbrennungen kommen, ohne dass dies bemerkt oder die Anwendung als zu heiß eingestuft wird. Verlassen Sie sich hier nicht nur auf mündliche Aussagen! Warme Anwendungen müssen bei Kindern und bei älteren Menschen oder Personen mit Sensibilitätsstörungen (z. B. Diabetikern) kontrolliert werden.
- Seien Sie vorsichtig auch bei Güssen: Wenn Sie sehr heißes Wasser beispielsweise bei einem temperaturansteigenden Fußbad nachgießen, nehmen Sie die Füße aus dem Wasser! Ähnliches gilt für die Wärmflasche. Auch hier gibt es immer wieder Verbrennungsunfälle.

■ Kälte

- Trocknen Sie sich nicht ab, da die entstehende Verdunstungskälte den Kältereiz wiederholt. Streifen Sie das Wasser nur ab.
- Nach jeder Kaltanwendung ist es wichtig, den Körper wieder zu erwärmen. Bewegen Sie sich kräftig, bis sie gut durchgewärmt sind.
- Machen sie eine Kaltanwendung nur am warmen Körper: Keine Anwendung von Kälte bei Frieren, kalten Händen oder Füßen.
- Außerdem sollten Sie bei akuten Herz-Kreislauf-Problemen, empfindlicher Blase oder Durchblutungsstörungen von Kälteanwendungen absehen.
- Verwenden Sie das Wasser so kalt wie möglich, aber so warm wie nötig. Das heißt, das Wasser sollte bei der Anwendung nur so kalt sein, dass Sie es gut vertragen.
- Passen Sie die Stärke der Anwendung an ihre körperliche Verfassung und ihren Wärmehaushalt an.
- Bei Fieber nur lauwarmes Wasser verwenden, um einen Kälteschock zu vermeiden.
- Gewöhnen Sie Ihren Körper langsam an Kaltwasserreize, z. B. beim Wechselduschen. Genaue Hinweise gibt es bei den einzelnen Anwendungen. Je kälter ihr Wasser ist, desto kürzer ist der Guss oder das Armbad. Kaltanwendungen sind Kurzanwendungen und sehr individuell. Beenden Sie sie, wenn Ihr Körper gut reagiert (z. B. Rötung, Kälteschmerz).

■ Unverträglichkeiten und Allergien

- Bei Lebensmitteln müssen Unverträglichkeiten und Allergien berücksichtigt werden.
- Dies gilt auch für Heilpflanzen und Aromaöle: Hier müssen ebenfalls Allergien und Kreuzallergien (Allergie gegenüber anderen Pflanzen, die durch einen ähnlichen chemischen Aufbau wie das ursprüngliche Allergen ebenfalls eine allergische Reaktion auslösen können) berücksichtigt werden.

■ Ätherische Öle

Anmerkung   In diesem Buch werden ätherische Öle nur in wenigen Fällen empfohlen. Bitte beachten Sie dennoch: Generell sind ätherische Öle als Duftstoffe potenzielle Allergene – nicht immer sind pflanzliche Substanzen sanft oder unproblematisch. Gerade wenn Sie aus einer Familie mit Allergikern kommen, ist eine Körperpflege, die völlig frei von Duftstoffen ist, empfehlenswert.

> **Bei Kindern unter 2 Jahren und v. a. bei Säuglingen sollten Sie generell auf die Verwendung von unverdünnten ätherischen Ölen in Eigenregie verzichten.**

Auf keinen Fall sollten Lavendel- oder Minzöl auf die Schlafstätte oder Kleidung von Säuglingen und Kleinkindern geträufelt werden, dies kann im schlimmsten Fall zum Atemstillstand führen. Zudem besteht die Gefahr von allergischen Reaktionen und Urtikaria (Nesselsucht).

■ Teezubereitung

- Heilpflanzen können auf verschiedene Art und Weise «ausgezogen» werden: gängig sind Auszüge mit Wasser (Tee), mit Alkohol (Tinktur), in der Volksmedizin auch mit Essig oder Öl. Nicht uninteressant ist, dass dabei unterschiedliche Inhaltsstoffgruppen in unterschiedlichem Maße ausgezogen werden. Dies hängt von der Wasser- oder Fettlöslichkeit ab.
- Für den Hausgebrauch ist ein Tee eine probate Darreichungsform, er kombiniert die Wirkung der verwendeten Heilpflanzen mit Wärme und Wasser. Besonders geeignet sind Teeanwendungen nach Einschätzung der Autorinnen daher bei Atemwegserkrankungen, Magen-Darm-Beschwerden oder auch Problemen mit Nieren und Blase, wenn der befeuchtende oder durchspülende Aspekt günstig ist bzw., wie bei Magen-Darm-Trakt und ableitenden Harnwegen, die betroffene Schleimhaut direkt von dem Tee benetzt wird.
- Wir empfehlen als Standardzubereitung, falls kein Teebeutel verwendet wird, einen flachen Teelöffel Kräuter mit einer Tasse kochendem Wasser (ca. 150 ml) zu übergießen und bedeckt 5–10 Minuten ziehen zu lassen, dann abseihen. Diese Dosierung und auch die Ziehzeit sind eher kurz bemessen, was jedoch als Einstieg ratsam ist.
- Lässt man einen Tee länger ziehen, werden andere Inhaltsstoffe stärker ausgezogen (z. B. Gerbstoffe, Bitterstoffe), sodass auch über die Ziehzeit die letztendliche Zusammensetzung des Tees mitbeeinflusst werden kann. Im akuten Krankheitsfall wird Tee nach Bedarf getrunken, für Kuren sollten 3 Tassen Tee täglich über einen Zeitraum von 4–6 Wochen getrunken werden. Von einer Daueranwendung eines Tees raten wir eher ab. Der Körper kann etwas Abwechslung gut vertragen.

■ Wickel und Auflagen

In besonderem Maße wirken Wickel und Auflagen auf verschiedenen Ebenen: auf der körperlichen Ebene durch den Wärme- oder Kältereiz bzw. die verwendeten Substanzen, dann aber auch auf der psychischen Ebene durch Fürsorge oder Selbstfürsorge und auf der ordnungstherapeutischen Ebene durch die mit dem Wickel eingerichtete »Aus-Zeit« und die Errichtung einer neuen Gewohnheit, wenn die Wickel regelmäßig angewendet werden.

Um ganz genau zu sein, werden als Wickel diejenigen Anwendungen bezeichnet, die um den ganzen Körper oder um einzelne Körperteile kreisförmig angelegt werden. In manchen Fällen wird das innerste Tuch mit kühlem oder heißem Wasser getränkt, daneben werden häufig Zusätze verwendet, mit denen das Innentuch getränkt wird (z. B. Heilpflanzentees), oder mit solchen, die darauf aufgetragen werden (z. B. Quark) oder darin eingeschlagen sind (z. B. gekochte Kartoffeln). Im Gegensatz zum Wickel, bei dem ein Körperteil komplett umschlossen wird, bedeckt eine Auflage oder Kompresse nur einen bestimmten umschriebenen Körperbereich, so z. B. Bauch, Rücken, Brust oder Leberbereich. Eine Kompresse wird in der Regel mit einem Außentuch, das den ganzen Körper umschließt, fixiert. Deswegen wird häufig umgangssprachlich von einem «Wickel» gesprochen, auch wenn dies nicht ganz korrekt ist.

Wickel und Auflagen bestehen meistens aus 2–3 Tüchern. Diese Tücher haben unterschiedliche Funktionen:

- Das Innentuch ist oft in Wasser oder Tee getränkt.
- Ist es nur in Wasser getränkt, so lässt es sich grundsätzlich mit einem zweiten Tuch fixieren, wenn dieses feucht werden kann.
- Ist das Innentuch mit Tee getränkt oder wird hier eine Kompresse verwendet, so dient ein Zwischentuch, das in die Waschmaschine gesteckt werden kann, dazu, das wärmende und fixierende Außentuch (Frotteehandtuch, Badetuch, Pashmina-Schal etc.) vor Verunreinigungen zu schützen. Die genauen Hinweise zur Durchführung finden Sie in diesem Buch aber bei den einzelnen Rezepten.

Grundsätzlich gilt:
- Sorgen Sie dafür, dass alles gut vorbereitet und zurechtgelegt ist.
- Gehen Sie vorher zur Toilette oder fordern Sie den «Patienten» auf, dies zu tun
- Lüften Sie das Zimmer, vermeiden Sie jedoch, dass es zu kalt wird. Die Zimmertemperatur sollte angenehm warm sein.
- Wichtig für Erfolg und Wirkung des Wickels ist eine ruhige, ungestörte Atmosphäre. Stellen Sie das Telefon leise und wählen Sie einen Zeitpunkt, bei dem die Wahrscheinlichkeit besteht, nicht gestört zu werden.
- Achten Sie darauf, dass Sie den betroffenen Bereich gut mit dem Außentuch einhüllen und dieses Tuch gut befestigen.
- Achten Sie beim Behandelten auf warme Füße.
- Brechen Sie die Behandlung ab, wenn es zu Missempfindungen kommt. Entfernen Sie den Wickel und trocknen Sie den betroffenen Bereich gut ab.
- Nach dem Abnehmen des Wickels sollte der betroffene Hautbereich gepflegt werden.
- Wichtig ist für den Behandelten, mindestens eine Viertelstunde nachzuruhen und etwas zu trinken.

Fazit So viel zu den allgemeinen Empfehlungen. Das Wichtigste ist: Seien Sie aufmerksam. In aller Regel sind die hier beschriebenen Hausmittel nebenwirkungsfrei und eine echte Wohltat für Körper und Seele. Sie sind für den Krankheitsfall, aber vielfach auch zur Gesundheitsförderung, zur Stärkung der Ressourcen und zur Prävention geeignet.

In diesem Sinne wünschen wir Ihnen viel Freude beim Ausprobieren und Genießen!

Teil 1: Beschwerden

Annette Kerckhoff, Sieglinde Werner

© Springer-Verlag GmbH Deutschland, ein Teil von Springer Nature 2018
A. Kerckhoff, S. Werner, *Sanfte Hausmittel für Frauen*
https://doi.org/10.1007/978-3-662-55616-0_2

Abnehmen

Empfehlungen aus diesem Buch
- ▶ Apfelessig-Honig-Trank, S. 44
- ▶ Apfeltrank zum Fasten, S. 51
- ▶ Gemüsebrühe für Suppenfasten, S. 75
- ▶ Ingwertee, innerlich, S. 92
- ▶ Kohlsuppe zum Abnehmen, S. 114

Weitere Tipps
- Matetee

❗ Wann zum Arzt?
- Bei ungewolltem Gewichtsverlust
- Auch dann, wenn das Abnehmen zur beherrschenden Idee wird, sollte der Rat von einem Fachmann eingeholt werden

▪▪ Gut zu wissen
- Gemüsebrühe eignet sich für unterwegs auch als Alternative zu Kaffee oder Tee.
- Eine Leberauflage wirkt unterstützend beim Fasten.
- Für Personen mit empfindlichem Magen ist Kohlsuppe nicht so gut geeignet, weil sie blähend wirkt. Sie können Fenchelknollen mitkochen und mit Kümmel und Anis würzen, da Fenchel und die Gewürze gegen Blähungen helfen.
- Um nicht gleich wieder zuzunehmen, empfiehlt es sich, die Größe der Essensportionen einmal festzulegen und dann immer dieselben Mengen zuzubereiten.
- Eine gute Hilfe zum Abschätzen der Portionsgröße ist die eigene Hand. «Die aid-Ernährungspyramide verwendet die eigene Hand als einfache Messhilfe. Das große Plus: Die Hand ist immer dabei, wenn es ums Essen geht. Sie ist individuell, wächst mit und berücksichtigt somit den je nach Alter und Geschlecht unterschiedlichen Bedarf eines Menschen. Kleine Kinder, die weniger Nahrung brauchen, haben kleinere Hände, größere Kinder die größeren Hände und den größeren Appetit. Ebenso haben Frauen kleinere Hände als Männer, sie essen auch die kleineren Portionen. Eine Portion entspricht dabei einer Hand voll (in einigen Ausnahmen auch zwei Hände voll). Außerdem sind alltägliche Mengenangaben wie ein Glas und eine Scheibe geeignet.» (aid infodienst Ernährung, Landwirtschaft, Verbraucherschutz e. V. 2017).

Arthritis, rheumatoide

Empfehlungen aus diesem Buch
▶ Brennnessel als Tee und Saft, S. 58
▶ Kohlauflage, S. 112
▶ Linsenbad, S. 131

Rheumatoide Arthritis ist eine chronische Erkrankung, die in Schüben verläuft und zur Zerstörung der Gelenke führen kann. Frauen erkranken zwei- bis dreimal so häufig wie Männer.

Weitere Tipps
▬ Rheuma-Tee (Apotheke)
▬ Teufelskralle als Fertigarzneimittel

❶ Wann zum Arzt?
▬ Wenn Sie v. a. am Morgen steife, geschwollene oder schmerzhafte Gelenke oder Schwierigkeiten beim Greifen haben, sollten Sie den Arzt aufsuchen.

▪▪ Gut zu wissen
▬ Wenn Sie an rheumatoider Arthritis leiden, können Sie mit einer Umstellung Ihres Lebensstils das Fortschreiten der Krankheit verzögern und die Beschwerden lindern.
▬ Bewegung ist wichtig. Bewegen Sie sich so viel wie möglich, ohne dabei die Gelenke zu überlasten.
▬ Empfehlenswert sind Sportarten, bei denen alle Faktoren der körperlichen Leistungsfähigkeit trainiert werden: Kraft, Beweglichkeit, Koordination und Ausdauer. Die wichtigsten sind: Radfahren, Nordic Walking, Langlauf, Wandern, Jogging, Schwimmen, Wassergymnastik, Golf, Qigong und Krafttraining.
▬ Auch andere Sportarten wie Fußball, Basketball, Tischtennis, Tennis, Badminton etc. können ausgeübt werden, je nachdem welche Gelenke betroffen sind und sofern man darauf achtet, diese nicht zu stark zu belasten, indem Spieltempo und Leistung angepasst werden (Lauener 2008).

Blasenentzündung

Empfehlungen aus diesem Buch
▶ Fußbad mit Salz, S. 73
▶ Meerrettich, innerlich, S. 137
▶ Kamillentee, innerlich, S. 102
▶ Kamillentinktur oder Kamillentee äußerlich als Sitzbad, S. 99
▶ Wärmflasche, S. 167

Weitere Tipps

- Hohe Trinkmenge (Ausspülen der Keime)
- Blasentee (Apotheke)
- Preiselbeersaft (Muttersaft, ungesüßt)
- Schachtelhalmtee, Schachtelhalmfrischpflanzenpresssaft (v. a. auch bei Blasenschwäche)

❗ Wann zum Arzt?

- Wenn Blut im Urin erkennbar ist oder wenn der Urin sehr trüb ist
- Wenn Sie starke Unterleibschmerzen bekommen, die in den Rücken ausstrahlen
- Bei Fieber

■■ Gut zu wissen

- Sorgen Sie bei einer Blasenentzündung für einen warmen Unterleib und warme Füße, dadurch wird reflektorisch das kleine Becken besser durchblutet.
- Praktisch sind Hausschuhe mit einem Körnerkissen in der Sohle, die sie in der Mikrowelle erwärmen können.

Blutarmut

Empfehlungen aus diesem Buch

- ▶ Brennnesseltee mit Zitrone oder Frischpflanzenpresssaft, S. 58
- ▶ Petersilien-Zitronen-Knoblauch-Mischung, S. 150

Weitere Tipps

- Fertigarzneimittel mit Eisen(II)-Glukonat (Tonikum, Kapseln, Dragees, Filmtabletten)

❗ Wann zum Arzt?

- Bei anhaltender/ausgeprägter körperlicher Schwäche, Müdigkeit, Antriebsschwäche und Infektanfälligkeit sollten Sie zur Abklärung den Arzt aufsuchen.
- Blasse Schleimhäute und Einrisse in den Mundwinkeln können auf eine Anämie hinweisen (auch Vitamin-B$_{12}$-Mangel!).

■■ Gut zu wissen

- Brennnesseln unterstützen die Blutbildung, weil sie einen für Pflanzen relativ hohen Eisengehalt haben.
- Vitamin C erleichtert die Aufnahme von Eisen.

Blutdruck, niedriger

Empfehlungen aus diesem Buch
- ▶ Ein Glas Wasser trinken, S. 61
- ▶ Kalter Unterarmguss – die Tasse Kaffee des Naturheilkundlers, S. 97
- ▶ Teemischung für Nerven und Kreislauf, S. 161
- ▶ Trockenbürsten, S. 164
- ▶ Wechselduschen oder Wechselfußbäder, S. 171

Weitere Tipps
- Fußbad mit Rosmarin-Bademilch (wirkt kreislaufanregend)
- Langsam Aufstehen, damit sich der Kreislauf an die Lageveränderung anpassen kann (Liegen → Sitzen → Stehen)
- Rosmarinöl für die Handtasche

🛈 Wann zum Arzt?
- Die Symptome bei niedrigem Blutdruck können die Lebensqualität sehr beeinträchtigen. Schwindelgefühl beim Aufstehen oder Schwarzwerden vor den Augen bei längerem Stehen, Müdigkeit, niedergeschlagene Stimmung und Kopfschmerzen sind nur einige davon. Wenn Sie darunter leiden, sollten Sie beim Arzt abklären lassen, ob der niedrige Blutdruck die Ursache dafür ist.

▪▪ Gut zu wissen
Um den Blutdruck zu erhöhen, sind Wechselduschen sehr gut geeignet, da sie die Fähigkeit der Kapillaren (kleinste Blutgefäße) trainieren, sich zusammenzuziehen und zu erweitern. Dadurch kann der Körper bei Lage- oder Temperaturveränderung viel schneller reagieren, und es kommt nicht so leicht zu Schwindelgefühl, Schwarzwerden vor den Augen oder Kopfschmerzen, die entstehen, wenn das ganze Blut in den unteren Teil des Körpers versackt.

Darmträgheit

Empfehlungen aus diesem Buch
- ▶ Brottrunk, S. 60
- ▶ Ein Glas Wasser trinken, lauwarm, auf nüchternen Magen (regt die Darmperistaltik an), S. 61
- ▶ Flohsamenschalen, innerlich, S. 68
- ▶ Leinsamen, innerlich, S. 126
- ▶ Holunderbeersaft, S. 84
- ▶ Milchsauer Vergorenes wie Sauerkraut, Sauerkrautsaft, Dickmilch oder Joghurt, S. 144

Weitere Tipps

- In Ruhe essen, gut und oft kauen
- Lebensmittel bevorzugen, die viel Volumen haben, aber wenige Kalorien enthalten: Gurken, Tomaten, Wassermelonen, Kartoffeln, Vollkornbrot

❗ Wann zum Arzt?

- — Ein Wechsel von Verstopfung und Durchfall muss immer vom Arzt abgeklärt werden.

■■ Gut zu wissen

- A und O bei Darmträgheit sind Bewegung, viel Flüssigkeit und ballaststoffreiche Ernährung.

Erkältung

Empfehlungen aus diesem Buch

- ▶ Anis-Fenchel-Kümmel-Mischung (innerlich) bei Katarrh der oberen Luftwege, v. a. verschleimter Husten, S. 41
- ▶ Apfelessig-Honig-Trank, S. 44
- ▶ Fencheltee bei Katarrh der oberen Luftwege, v. a. verschleimter Husten, S. 63
- ▶ Fichtennadelsirup, S. 67
- ▶ Fußbad mit Salz – wirkt reflektorisch auf die Durchblutung der Nasennebenhöhlen, S. 73
- ▶ Hühnersuppe/Kraftbrühe mit Ingwer, Thymian, Knoblauch, S. 89
- ▶ Ingwertee, innerlich, S. 92
- ▶ Kamillentee und -tinktur, äußerlich – Inhalation bei Reizzuständen der Luftwege, S. 99
- ▶ Kartoffelauflage – als Halswickel bei Halsschmerzen und Mandelentzündung, S. 106
- ▶ Kartoffelauflage – bei festsitzendem Husten, S. 106
- ▶ Kartoffelauflage – bei Nasennebenhöhlen- oder Stirnhöhlenentzündung, S. 106
- ▶ Meerrettich, innerlich – bei Nasennebenhöhlenentzündung, S. 137
- ▶ Ölziehen, S. 148
- ▶ Salzwasser, äußerlich – bei drohender Erkältung: Nasenspülung mit Salzwasser, S. 158
- ▶ Salzwasser äußerlich – bei Erkältungen mit Augenbeteiligung oder Heuschnupfen, S. 158
- ▶ Wechselduschen, S. 171
- ▶ Wasser mit Zitronensaft – zur Vorbeugung (nicht bei Magenbeschwerden), S. 169

Weitere Tipps

- Lindenblüten-/Holunderblütentee (wärmend)
- Honig mit Zitronensaft
- Pulswärmer, Nierenwärmer
- Salz-Kopfdampfbad
- Temperaturansteigendes Vollbad/Fußbad

❶ Wann zum Arzt?
- Wenn das Fieber steigt
- Wenn starke Schmerzen, großes Schwächegefühl oder Kreislaufbeschwerden auftreten
- Wenn die Hausmittel keine Besserung bringen

▪▪ Gut zu wissen

Für den Körper sind die Abwehrprozesse anstrengend, auch wenn sie nicht das Gefühl haben, sehr krank zu sein. Gönnen Sie sich also genügend Ruhe, nehmen Sie nur leichte Kost zu sich, trinken und schlafen Sie viel, um damit die besten Voraussetzungen für die Heilung zu schaffen und um eine «aufgewärmte» Erkältung zu vermeiden.

❯ Eine starke Erkältung oder einen fieberhaften Infekt sollten Sie nicht auf die leichte Schulter nehmen!

Erschöpfung

Empfehlungen aus diesem Buch
- ▶ Apfelessig-Honig-Trank, S. 44
- ▶ Ein Glas Wasser trinken, S. 61
- ▶ Fußbad mit Natron/Backpulver, S. 71
- ▶ Gewürztee, S. 78
- ▶ Leinöl (innerlich) – jeden Tag 1 TL, S. 125
- ▶ Wechselduschen, S. 171

Weitere Tipps

Traditionell wird bei Erschöpfung Tee aus grünem Hafer oder Melissenblättern empfohlen (Gerhard u. von Ganski 2011)

Bitterschokolade mit hohem Kakaoanteil

Matetee

❶ Wann zum Arzt?
- Wenn die Erschöpfung über einen längeren Zeitraum anhält
- Wenn die Ursache Ihres reduzierten Allgemeinzustands nicht geklärt ist
- Wenn Sie auch nach geruhsamen Tagen, an denen Sie sich erholen und ausschlafen konnten, müde und erschöpft sind

▪▪ Gut zu wissen

Die Ursachen für anhaltende Erschöpfung können sehr vielfältig sein: der Kreislauf, die Ernährung, die Hormone, die Psyche, die Arbeit, die Familie und vieles andere. Um sie herauszufinden, müssen Sie Ihr eigener Detektiv sein.

- Wenn Sie an Erschöpfung leiden, ist das ein guter Grund, sich mit dem eigenen Lebensrhythmus und der Körperwahrnehmung zu befassen. Vielleicht gehen Sie, ohne es zu merken, immer wieder über körperliche oder psychische Grenzen.
- Ergründen Sie die Ursachen für die Erschöpfung, indem Sie Ihren Tagesrhythmus, das Arbeitspensum, die Ernährung und auch Ihre sozialen Beziehungen überprüfen. Visualisieren Sie sich Ihre Tagesaufgaben mit Kärtchen. Das macht es leichter, besondere Belastungen oder sehr zeitaufwendige Tätigkeiten zu erkennen (sind Sie sich bewusst, wie oft Sie als Chauffeur für Ihre Kinder unterwegs sind?), und es zeigt Ihnen, ob und in welchem Umfang Sie Ruhephasen haben (oder eben auch nicht), um sich nach den Belastungen zu erholen.
- Haben Sie das Gefühl, dass Sie nach den Mahlzeiten besonders müde sind? Führen Sie ein Ernährungstagebuch, um festzustellen, nach welchen Lebensmitteln diese Zeichen auftreten und lassen Sie sie weg.
- Wenn Sie immer wieder an Erschöpfungszuständen leiden, sollten Sie in Ihrem Tagesablauf regelmäßige Entspannungspausen einplanen. Versuchen Sie es mit Achtsamkeitsübungen, Entspannungsübungen, Meditation, Power-Napping (ein kurzes Nickerchen) oder einem kurzen Spaziergang. Probieren Sie unterschiedliche Dinge aus und erfühlen Sie, was Ihnen am besten liegt. Sie werden sehen, bei regelmäßiger Übung reduziert sich der Zeitaufwand, den Sie brauchen, um zu einer tiefen Entspannung zu kommen, erheblich.

❯ Versuchen Sie, mehr auf Ihren momentanen Zustand zu achten, um ständige Überforderung zu vermeiden. Sagen Sie auch einmal «Nein».

Fußpilz

Empfehlungen aus diesem Buch
▶ Apfelessig, äußerlich – Fußbad, S. 48

Weitere Tipps
- Teebaumöl

❗ **Wann zum Arzt?**
- Ältere Menschen und Personen mit eingeschränkter Durchblutung der Füße und Beine (z. B. Diabetiker) sollten bei Juckreiz, geröteter, entzündeter, nässender oder schuppender Haut, Hautrissen oder Bläschenbildung der Haut und bei verdickten gelben Nägeln sobald als möglich den Arzt aufsuchen.
- Wenn die Haut schon vorgeschädigt ist, besteht erhöhte Gefahr für eine Infektion. Außerdem schreitet Nagelpilz immer weiter fort und heilt nicht von alleine ab.

■■ **Gut zu wissen**

❯ **Fußpilz ist eine hartnäckige Erkrankung. Wenn Sie daran leiden, sollten Sie alles meiden, was eine Infektion begünstigt, und auf peinliche Hygiene achten.**

— Tragen Sie keine engen Schuhe aus Synthetik oder Gummi. Ziehen Sie die Schuhe nicht an zwei aufeinanderfolgenden Tagen an, damit diese zwischendurch austrocknen können. Tragen Sie Strümpfe aus Baumwolle, die Sie bei 60 °C waschen können, und wechseln Sie sie täglich.
— Trocknen Sie Ihre Füße nach dem Waschen sorgfältig oder föhnen Sie sie trocken. Verwenden Sie ein eigenes Handtuch für Ihre Füße, damit sich niemand ansteckt. Handtücher und Bettwäsche müssen auch bei 60 °C gewaschen werden.
— Achten Sie bei der Fußpflege darauf, dass Sie die Haut nicht verletzen.

Gelenkbeschwerden

Empfehlungen aus diesem Buch
▶ Kohlauflage, S. 112
▶ Salzauflage (nicht anwenden bei akuten entzündlichen rheumatischen Beschwerden oder einem akuten Gichtanfall), S. 158

Weitere Tipps
— Retterspitzwickel

❶ **Wann zum Arzt?**
  – **Bei akuten Gelenkschmerzen**
  – **Wenn die Schmerzen nach der Anwendung der Hausmittel nicht nachlassen und die Anwendung keinen Erfolg zeigt**
  – **Wenn ein Gelenk warm und rot ist**

■■ **Gut zu wissen**
— Vielen Patienten tut bei Gelenkbeschwerden Wärme gut.
— Sollten Sie keine Besserung mit Wärme verspüren, probieren Sie es doch einfach mit einem Beutel gefrorener Erbsen, die Sie in ein Handtuch wickeln und auf das Gelenk legen.

Hautpflege

Empfehlungen aus diesem Buch
- ▶ Apfelessig, äußerlich, S. 48
- ▶ Gesichtsdampfbad mit Kräutern, S. 77
- ▶ Gurkenmaske/Gurkenwasser, S. 80
- ▶ Kalte Dusche/kalte Abwaschung, S. 96
- ▶ Kartoffel-Apfel-Tag, S. 105
- ▶ Körperpeeling, selbstgemacht, S. 116
- ▶ Milch-und-Honig-Bad, S. 141
- ▶ Molkebad, S. 147
- ▶ Öl-Essig-Nagelpflege, S. 148
- ▶ Öl-Honig-Handpackung, S. 136
- ▶ Trockenbürsten, S. 164
- ▶ Wechselduschen, S. 171
- ▶ Wechselwarme Schenkelgüsse, S. 173

Weitere Tipps
- Viel Wasser
- Wenig Alkohol
- Nicht rauchen

▪▪ Wann zur Kosmetikerin?
Wenn es wieder einmal Zeit wird, sich ein wenig verwöhnen zu lassen! (Das gilt ebenso für das Nagelstudio oder die Massage oder …).

▪▪ Gut zu wissen
Die Hautalterung wird auch durch Antioxidanzien gehemmt. Dazu gehören Matcha-Tee, Granatapfel, Blaubeersaft, Grapefruitsaft, Nüsse, dunkle Schokolade, Holunder, Acai, Goji, Cranberrys, Bohnen, Zimt, Kurkuma, Kakao, Petersilie, um nur einige zu nennen.

❯ **Achtung: es gibt Wechselwirkungen zwischen Grapefruitsaft und diversen Medikamenten. Im Zweifelsfall vor dem Genuss von Grapefruitsaft bitte Rücksprache mit dem Arzt oder Apotheker!**

Haarausfall

Empfehlungen aus diesem Buch
- ▶ Apfelessig, äußerlich: Einmassieren von verdünntem Apfelessig, S. 48
- ▶ Brennnessel als Tee oder Spülung, S. 58

Weitere Tipps
- Regelmäßige Kopfmassagen, um die Durchblutung der Kopfhaut und dadurch die Nährstoffversorgung der Haare zu verbessern

Wann zum Arzt?
- Normal ist ein Haarverlust von bis zu 100 Haaren pro Tag.
- Gehen Sie auf jeden Fall zum Arzt, um die Ursache für stärkeren Haarausfall abzuklären.

Gut zu wissen
- Es ist normal, dass die Haare mit zunehmendem Alter langsamer wachsen und auch weniger werden.
- Sie können dem mit einer abwechslungsreichen Ernährung vorbeugen und den Aufbau der Haare mit kieselsäurereichen Lebensmitteln wie Hafer, Hirse, Brennnessel oder Ackerschachtelhalm unterstützen.

Hämorrhoiden

Empfehlungen aus diesem Buch
- ▶ Flohsamenschalen (innerlich), um das Absetzen des Stuhls zu erleichtern, S. 68
- ▶ Kamillentinktur (äußerlich) als Kompresse oder Sitzbad mit Kamillentinktur und/oder Kompresse mit verdünnter Calendulatinktur/-essenz oder Calendulatee, S. 99
- ▶ Leinsamen, innerlich, S. 126
- ▶ Wechselwarme Schenkelgüsse nach Kneipp, S. 173

Weitere Tipps
- Hamamelis-Zäpfchen oder Hamamelis-Salbe
- Kompresse mit Teebeutel (schwarzer Tee)

Wann zum Arzt?
- Wenn Sie Blut im Stuhl oder am Toilettenpapier feststellen, sollten Sie zum Arzt gehen, um die Ursache der Beschwerden abzuklären und das Ausmaß der Hämorrhoiden feststellen zu lassen.

Gut zu wissen
- Da Hämorrhoiden oft durch zu starkes Pressen beim Stuhlgang entstehen, können Sie mit ballaststoffreicher und abwechslungsreicher Ernährung und einer ausreichenden Trinkmenge vorbeugen. Versuchen Sie, mehr Bewegung in Ihrem Tagesablauf einzuplanen – damit schaffen Sie gute Voraussetzungen, um die Beschwerden zu verringern.
- Ebenso sollten Sie für regelmäßigen, weichen Stuhlgang sorgen, da es sonst leicht zu Blutungen oder Rissen in der Analschleimhaut kommen kann.

Besonders wichtig bei vorhandenen Hämorrhoiden ist die sorgfältige Hygiene des Analbereichs, um Entzündungen zu vermeiden.

Hexenschuss

Empfehlungen aus diesem Buch
▶ Kartoffelauflage, S. 106

Weitere Tipps
- Aconit-Schmerzöl
- Evtl. Schmerztabletten, damit die Verspannung der Muskulatur nachlässt und sich keine Fehlhaltung ausbildet
- Kytta-Balsam (Beinwell-Wurzel)
- Vitamin-B-Komplex
- Ein warmes Unterhemd anziehen

❗ Wann zum Arzt?
- Wenn die Schmerzen nicht nachlassen oder die Selbstbehandlung nicht hilft.
- Verspüren Sie zusätzlich ein Taubheitsgefühl, Kribbeln, Schwächegefühl in den Beinen oder Lähmungserscheinungen, sollten Sie sofort zum Arzt gehen.

■■ Gut zu wissen
- Gönnen sie Ihrem Körper Ruhe und Schonung. Ein Hexenschuss ist oft ein Zeichen von Überlastung.

Kältegefühl

Empfehlungen aus diesem Buch
▶ Teemischung für Nerven und Kreislauf, S. 161
▶ Wechselduschen, S. 171

Weitere Tipps
- Einreibung mit Solum-Öl
- Kardamom, innerlich

❗ Wann zum Arzt?
- Wenn Ihre Selbsthilfemaßnahmen keinen Erfolg haben
- Wenn das Kältegefühl mit dem Gefühl von Krankheit und Schwäche einhergeht
- Wenn andere Beschwerden dazukommen

■■ Gut zu wissen
- Waren Sie lange im Freien und sind richtig durchgefroren, nehmen Sie ein heißes Bad, bis Sie wieder richtig warm sind. Damit können Sie einer Erkältung vorbeugen.

Kopfschmerzen, allgemein

Empfehlungen aus diesem Buch
- ▶ Ein Glas Wasser trinken, S. 61
- ▶ Kaltes Armbad, S. 97
- ▶ Kartoffelauflage, S. 106

Weitere Tipps
- Für frische Luft sorgen
- Moderate Bewegung
- Pfefferminzöl, äußerlich

❗ Wann zum Arzt?
- Bei anhaltenden oder akut einsetzenden starken Kopfschmerzen mit Begleiterscheinungen wie Schwindel, Augenflimmern oder Sehstörungen, Übelkeit und Erbrechen gehen Sie bitte **sofort** zum Arzt!
- Kopfschmerzen, die nach einem Unfall auftreten, die mit Fieber, Erbrechen oder anderen Begleiterscheinungen einhergehen, oder ein ausbleibender Behandlungserfolg bei Selbstbehandlung müssen durch den Arzt abgeklärt werden.

▪▪ Gut zu wissen
- Kopfschmerzen können sehr vielfältige Ursachen haben (HNO-Erkrankungen, Infekte, Hormonstörungen, Kreislaufprobleme, Ernährung, Psyche etc.). Oft helfen kleine Maßnahmen, um ihrer Herr zu werden.
- Sollten Sie allerdings immer wieder an Kopfschmerzen leiden, ist es empfehlenswert, ein Tagebuch zu führen, in dem Sie festhalten, wann, wie stark und unter welchen Umständen die Kopfschmerzen auftreten, um die Ursache dafür leichter zu erkennen.

❯ Pfefferminzöl (mentholhaltig) sollten Sie nicht anwenden, wenn Sie kleine Kinder haben, da es bei diesen zu Atemwegsproblemen bis hin zu Erstickungsanfällen kommen kann (Gerhard u. von Ganski 2011).

Krampfadern

Empfehlungen aus diesem Buch
- ▶ Apfelessig, äußerlich: Venenwickel mit Essigwasser, S. 48
- ▶ Quarkauflage, S. 154
- ▶ Wechselwarme Schenkelgüsse, S. 173
- ▶ Wechselduschen, S. 171

Weitere Tipps

- Rosskastaniensalbe als Fertigarzneimittel

❗ Wann zum Arzt?

- Wenn Sie über dem betroffenen Venenabschnitt ein Druckgefühl verspüren oder Schmerzen haben und die Venen heiß und rot sind
- Wenn Sie Fieber bekommen

■■ Gut zu wissen

- Wenn Sie dauernd Kompressionsstrümpfe tragen müssen, tun Venenwickel mit Essigwasser sehr gut. Die Quarkauflage ist auch gut anwendbar bei Venenentzündung, weil sie entzündungshemmend, schmerzlindernd und abschwellend wirkt.
- Krampfadern entstehen durch eine Schwäche des Bindegewebes. Die Venenwände erweitern sich und die Klappen, die innen an der Venenwand angebracht sind, können nicht mehr richtig schließen. Dadurch sackt das Blut wieder in die tieferen Abschnitte ab und staut sich dort. Das ist eine Ursache für dicke Beine.
- Treiben Sie Ausdauersport, denn das erhöht den Tonus der Beinmuskeln und trägt zur Unterstützung der Venenwand bei. Die Muskelpumpe unterstützt den Rückfluss des Blutes zum Herzen. Denken Sie daran, dass jeder Schritt gut für Ihre Venen ist.
- Falls Sie einen sitzenden Beruf haben, sollten Sie zwischendurch immer wieder mit den Füßen kreisen oder aufstehen und auf den Zehenspitzen wippen. Bauen Sie mehr Bewegung in Ihren Tagesablauf ein, indem Sie bei Telefonaten aufstehen oder, statt zum Telefon zu greifen, den Kollegen im übernächsten Büro besuchen, wenn Sie Fragen haben. Stellen Sie sich den Wecker und machen jede Stunde eine Runde durch das Haus. Machen Sie in der Mittagspause mit einer Kollegin einen kurzen Spaziergang. Das ist sowohl gut für Ihre Venen als auch für das Betriebsklima. Oder legen Sie die Beine hoch, wenn Sie eine kurze Pause machen.

> ❯ Haben Sie eine familiäre Disposition für Krampfadern, denken Sie bitte daran: Stehen und Sitzen sind ungünstig, weil der Rückfluss des Blutes erschwert ist; Gehen und Liegen sind günstig, weil der venöse Rückfluss erleichtert wird.

Kreuzschmerzen

Empfehlungen aus diesem Buch

- ▶ Aufrichten – die gute Haltung, S. 55
- ▶ Kartoffelauflage, S. 106
- ▶ Salzauflage, äußerlich – wenn Wärme gut tut (nicht anwenden bei akuten entzündlichen rheumatischen Beschwerden!), S. 158
- ▶ Wärmflasche, S. 167

Weitere Tipps
- Auf Tennisbälle legen und damit die Rückenmuskeln lockern
- Einreibung mit Retterspitz
- Kytta-Salbe (Beinwell-Wurzel)

❗ Wann zum Arzt?
- Treten Kreuzschmerzen akut auf und strahlen in Beine oder Unterleib aus, sollten Sie die Ursache beim Arzt abklären lassen.
- Denken Sie daran, dass Rückenschmerzen auch gynäkologische Ursachen haben können und suchen Sie evtl. auch den Frauenarzt auf.

■■ Gut zu wissen
Stärken Sie Ihre Rückenmuskeln mit Schwimmen, Radfahren, Wandern, Nordic Walking oder mithilfe einer Rückenschule und üben Sie, korrekt zu heben. Ein trainierter Rücken ist viel weniger anfällig für muskulär und skelettal bedingte Schmerzen.

Magen, nervöser

Empfehlungen aus diesem Buch
- ▶ Kamillentee, innerlich: Kamillenrollkur, S. 102
- ▶ Lavendelöl, äußerlich, S. 119
- ▶ Leinsamen, innerlich, S. 126
- ▶ Melissentee, innerlich, S. 138
- ▶ Pfefferminztee, innerlich, S. 151
- ▶ Wärmflasche, S. 167

Weitere Tipps
- Entspannungsübungen, Stressmanagement
- Heilerde

❗ Wann zum Arzt?
- Sollten die Beschwerden länger als 2 Wochen anhalten, suchen Sie bitte Ihren Arzt auf.

■■ Gut zu wissen
Ein nervöser Magen ist lästig, aber es lässt sich gut etwas dagegen tun: Überprüfen Sie Ihren Lebensrhythmus, Ihren Tagesablauf und Ihre Ernährungsgewohnheiten. Versuchen Sie, Stressfaktoren zu eliminieren und die Mahlzeiten in entspannter Atmosphäre zu verbringen. Das tut nicht nur Ihnen, sondern auch Ihrer Familie gut.

Menstruationskrämpfe

Empfehlungen aus diesem Buch
- ▶ Fenchel – Fencheltee, innerlich, S. 63
- ▶ Kamillentee, innerlich, S. 102
- ▶ Lavendelöl, äußerlich, S. 119
- ▶ Wärmflasche, S. 167

Weitere Tipps
- Schafgarbentee
- Gänsefingerkraut

❶ Wann zum Arzt?
- Wenn Sie sehr starke Schmerzen haben, die Schmerzen nicht nachlassen oder Fieber hinzukommt, suchen Sie bitte sobald als möglich den Arzt auf, um die Ursache abzuklären.
- Krämpfe können auch durch Zysten, Myome oder durch eine Bauchhöhlenschwangerschaft ausgelöst werden.

■■ Gut zu wissen
- Wenn Sie an Menstruationsbeschwerden leiden, sollten Sie an diesen Tagen besonders liebevoll mit sich und Ihrem Körper umgehen. Versuchen Sie herauszufinden, was Ihrem Körper gut tut und planen Sie während der Menstruation gezielt Ruhe- und Erholungspausen für sich ein.
- Entscheiden Sie sich für eine Ausdauersportart, da regelmäßiger Ausdauersport die Schmerzempfindlichkeit senkt.

Migräne

Empfehlungen aus diesem Buch
- ▶ Brottrunk, S. 60
- ▶ Ein Glas Wasser trinken, S. 61
- ▶ Kalte Auflage auf die Stirn, S. 94
- ▶ Wechselwarme Schenkelgüsse, S. 173

Weitere Tipps
- Pestwurzkapseln (Apotheke)

❶ Wann zum Arzt?
- Hat der Arzt eine Migräne festgestellt, können Sie sich Bedarfsmedikamente geben lassen, falls die Selbstbehandlung nicht greift. Nicht jeder Migräneanfall ist gleich stark.

▪▪ Gut zu wissen

- Die Ursachen für Migräneanfälle sind genauso vielfältig wie bei Kopfschmerzen allgemein. Psychische Belastungen, hormonelle Schwankungen, Nahrungsmittel, Medikamente, Reizüberflutung, Schlafmangel, Alkohol, Nikotin, Wetterumschwung etc. können Auslöser für Migräne sein.
- Führen Sie ein Schmerztagebuch, um die Ursachen zu ergründen, und versuchen Sie, einen möglichst ausgeglichenen und geregelten Lebensrhythmus für sich zu finden.
- Moderate körperliche Bewegung, Entspannungsmethoden, Ablenkung am Beginn der Attacke können helfen, dass der Schmerz nicht stärker wird und die Attacke schneller abklingt.
- Eine Empfehlung aus der Praxis der Autorinnen: Nehmen Sie eine lange, heiße Dusche (mindestens 20–30 Minuten), wenn Sie gerade keine Medikamente zur Hand haben. Hierbei sollten Sie aber Ihre momentane körperliche Befindlichkeit mit einbeziehen, da eine lange Dusche auch sehr kreislaufbelastend sein kann.
- In der traditionellen Volksmedizin wird Lavendelöl äußerlich eingesetzt – einen Versuch ist es wert.

Milch, zu viel

Empfehlungen aus diesem Buch
▶ Salbeitee, innerlich, S. 156

Weitere Tipps
- Salbei als Medikament

❗ Wann zum Arzt/zur Hebamme?
Wichtig ist es, den Milcheinschuss und mögliche Aktivitäten immer mit der Hebamme zu besprechen. Sie kann im Einzelfall am besten absehen, was die Ursache ist. Zu viel Milch kann auch durch Stillfehler auftreten, dann wäre die Anwendung von Salbeitee nicht die richtige Maßnahme.

▪▪ Gut zu wissen
- Salbei hat eine austrocknende und flüssigkeitsvermindernde Wirkung. Er wird traditionell bei zu starker Milchbildung eingesetzt, um den Milchfluss zu reduzieren.

❯ Es dauert ein wenig, bis sich der Milchfluss an den Bedarf Ihres Kindes angepasst hat. Seien Sie geduldig mit sich, wenn es am Anfang ein bisschen schwieriger ist, es lohnt sich!

Milch, zu wenig

Empfehlungen aus diesem Buch
▶ Anis-Fenchel-Kümmel-Mischung, innerlich, S. 41
▶ Brennnesseltee, S. 58
▶ Milchbildungskugeln nach Roy, S. 142

Weitere Tipps
— Viel trinken

❗ Wann zum Arzt/zur Hebamme?
— Wird zu wenig Milch gebildet, so muss das immer mit der Hebamme besprochen werden, um zu klären, was die Ursachen sind, v. a., weil Ihr Baby möglicherweise zu wenig Nahrung und Flüssigkeit bekommt.
— Wenn Sie selbst wenig Milch haben, der Säugling voll gestillt wird und sehr viel schläft und müde ist, kann das auch ein Zeichen für Mangelernährung und Austrocknung sein. Bitte sprechen Sie dann umgehend mit Hebamme oder Arzt und stellen Sie den Säugling vor.

▪▪ Gut zu wissen
— Da Sie für die Milchbildung einen erhöhten Eiweißbedarf haben, sollten Sie darauf achten, diesen v. a. mit Milch, Joghurt, Frischkäse, Quark oder Tofu und anderen pflanzlichen Eiweißen zu sichern.
— Sorgen Sie für Erholungspausen! Wenn die Mutter ständig gestresst ist, kann ihr Körper nicht genügend Milch bilden, denn dazu braucht er Ruhe.

Milcheinschuss/Milchstau

Empfehlungen aus diesem Buch
▶ Kohlauflage, S. 112
▶ Quarkauflage – bei Brustentzündung oder auch zur Vorbeugung, S. 154

Weitere Tipps
— Retterspitz-Auflage

❗ Wann zum Arzt/zur Hebamme?
Wenn sich die Brust rötet oder anschwillt und/oder Schmerzen oder Fieber auftreten.

■ ■ **Gut zu wissen**

━ Ein Milchstau kann sehr schmerzhaft sein, deshalb sollten Sie Ihr Kind häufig und kurz anlegen.

━ Trinkt Ihr Kind die Brust nicht ganz leer, können Sie die Brust nach dem Stillen ausstreichen, um einem Milchstau vorzubeugen.

Myom

Empfehlungen aus diesem Buch

▶ Apfelessig-Natron-Trank, S. 46

Weitere Tipps

━ Verzicht auf tierisches Eiweiß, tierisches Fett, Zucker, Weißmehl

🛇 **Wann zum Arzt?**

━ Myome sind gutartige Wucherungen in der Muskelschicht der Gebärmutter, die einzeln oder auch in zahlreichen Knoten auftreten können. Oft sind sie völlig harmlos und ein Zufallsbefund beim Frauenarzt.

━ Es kann aber auch zu verstärkter Regelblutung, Druck auf die Blase, Unterleibsschmerzen, Kreuzschmerzen, Schmerzen beim Geschlechtsverkehr, unerfülltem Kinderwunsch etc. kommen. Sollten diese Symptome bei Ihnen auftreten, gehen Sie bitte zum Arzt und lassen abklären, was zu tun ist.

■ ■ **Gut zu wissen**

━ Bei der Verdauung werden durch die Insulinausschüttung auch Wachstumsfaktoren gebildet. Diese können das Wachstum von Myomen anregen (Gerhard 2014).

━ Achten Sie bei der Ernährung darauf, wenig Zucker, Weißmehl, Süßigkeiten zu sich zu nehmen und greifen Sie zu Nahrungsmitteln mit einem niedrigen glykämischen Index.

Nackenverspannungen

Empfehlungen aus diesem Buch

▶ Aufrichten – die gute Haltung, S. 55
▶ Kartoffelauflage (auch bei «Kalkschulter»), S. 106
▶ Salzauflage, äußerlich, S. 157

Weitere Tipps

━ Arnika-Massageöl
━ Retterspitz-Entspannungsöl
━ Nackenhörnchen mit Getreidefüllung als Wärmeanwendung

❗ Wann zum Arzt?
- Wenn Sie mit den Hausmitteln keinen Erfolg haben, lassen Sie beim Arzt die Ursache klären und sich eventuell Massagen verschreiben.

■■ Gut zu wissen
- Wenn Sie immer wieder unter Nackenverspannungen leiden, sollten Sie darauf achten, ob Sie zugempfindlich sind. Haben Sie im Auto die Klimaanlage richtig eingestellt, ist es an Ihrem Arbeitsplatz zugig, oder haben Sie bei der Hausarbeit die Fenster geöffnet, weil es Ihnen zu warm wurde?
- Auch Fehlsichtigkeit, nervliche Anspannung und Stress können Muskelverspannungen im Nackenbereich verursachen.

Nagelpilz

Empfehlungen aus diesem Buch
- ▶ Apfelessig, äußerlich, S. 48
- ▶ Knoblauch, innerlich und äußerlich, S. 109, 108

Weitere Tipps
- Teebaumöl

❗ Wann zum Arzt?
- Bei Nagelveränderungen sollten Sie auf jeden Fall zum Arzt gehen, um festzustellen, um welche Art von Pilz es sich handelt oder ob es einen anderen Grund für die Veränderungen gibt.
- Auch andere Erkrankungen können Veränderungen an den Nägeln herbeiführen.

■■ Gut zu wissen

❯ Wie bei Fußpilz ist auch hier besonders auf die Hygiene zu achten.

- Suchen Sie zur Pflege Ihrer Nägel eine medizinische Fußpflege oder einen Podologen auf. Beide sind Spezialisten, da die Berufsbezeichnung geschützt ist. Sie können sichergehen, dass sie sich in professionellen Händen befinden.

Nervöse Unruhe

Empfehlungen aus diesem Buch
- ▶ Atem-Minis, S. 53
- ▶ Kamillentee, innerlich, S. 102
- ▶ Lavendelöl, äußerlich, S. 119
- ▶ Melissentee, innerlich, S. 138

Weitere Tipps

- Beruhigungstee mit Hopfen, Baldrian, Melisse, Passionsblume o. ä. (Apotheke)
- Magnesium: Stress ist ein «Mineralstoffräuber»; es kann also hilfreich sein, zusätzlich Magnesium einzunehmen. Magnesium entspannt die Muskeln und beruhigt die Nerven.

❶ Wann zum Arzt?

– Wenn Sie dauerhaft nervös und angespannt sind und zusätzliche Symptome wie Herzklopfen, Kopfschmerzen etc. entwickeln, sollten Sie den Arzt aufsuchen.

■ ■ Gut zu wissen

- Auch körperliche Bewegung hilft Ihnen, Ihrer Nervosität Herr zu werden. Machen Sie einen kurzen Spaziergang, wenn Sie sehr angespannt sind. Die Stresshormone Adrenalin und Kortisol werden über Bewegung abgebaut (Gerhard u. von Ganski 2011).

Osteoporose

Empfehlungen aus diesem Buch

▶ Aufrichten – die gute Haltung, S. 55
▶ Brennnessel als Tee und Saft, S. 58
▶ Hühnersuppe/Kraftbrühe – Knochen- und Kraftbrühe, S. 89

Weitere Tipps

- Hekla lava (homöopathisches Mittel aus der Lava des isländischen Vulkans Hekla)
- Mineraltabletten
- Sesammus (Tahin), Sesamsalz (Bioladen)
- Smoothies mit dunkelgrünem Gemüse
- Vitamin D_3
- Wildkräuter

❶ Wann zum Arzt?

– Leider beginnt die Osteoporose schleichend und weist am Anfang keine Symptome auf. Oft wird man erst aufmerksam, wenn es zum Oberschenkelhals-, Handgelenk- oder Wirbelbruch kommt.

– Leiden Sie an unspezifischen Rückenschmerzen, diffusen, nächtlichen Schmerzen, kommt es zu Spontanfrakturen, vermindert sich Ihre Körpergröße? Dann sollten Sie unbedingt Ihre Knochendichte überprüfen lassen.

– Ansonsten sollten Sie ab den Wechseljahren einmal pro Jahr eine Knochendichtemessung durchführen lassen. Sind Sie gefährdet, wird Ihnen der Arzt geeignete Therapievorschläge machen.

▪▪ Gut zu wissen

▬ Brennnesseln haben einen hohen Kalziumgehalt und wirken deshalb einer Osteoporose entgegen. In Kombination mit Vitamin D_3 kann der Körper das Kalzium in den Knochen einbauen.

▬ So können Sie auch selbst vorbeugen: Bewegung und Belastung des Skelettsystems führen dazu, dass die Knochendichte zunimmt. Sie haben es also in der Hand, Ihre Knochen mit Muskeltraining, Kraftsport, Walking, Jogging, Tanzen, Bergwandern, Seilspringen, Hüpfen auf einem Trampolin etc. zu stärken.

▬ Rauchen schädigt die Knochensubstanz. Raucher haben ein doppelt so hohes Risiko, an Osteoporose zu erkranken, wie Nichtraucher (Bartl 2011).

Prämenstruelles Syndrom (PMS), Brustschmerzen

Empfehlungen aus diesem Buch

▶ Apfeltrank zum Fasten – zur Entlastung, S. 51

▶ Fußbad mit Salz – wirkt unterstützend bei Kopfschmerzen aufgrund des PMS, S. 73

▶ Kartoffel-Apfel-Tag – vor dem Einsetzen der Menstruation, wenn man das Gefühl hat, aufgeschwemmt zu sein, S. 105

▶ Kohlauflage – bei geschwollenen Brüsten, S. 112

▶ Quarkauflage – bei Brustschmerzen, S. 154

Weitere Tipps

▬ Mönchspfeffer über mindestens 3 Monate

❗ Wann zum Arzt?

▬ Bei Brustschmerzen sollten Sie den Arzt aufsuchen, um ernsthafte Erkrankungen auszuschließen.

▪▪ Gut zu wissen

▬ Gerade wenn Sie empfindliche Brüste haben, ist ein optimal sitzender BH, der die Brust gut stützt, sehr wichtig. Lassen Sie sich im Fachgeschäft beraten und scheuen Sie sich nicht, unterschiedliche Modelle auszuprobieren, bis Sie das Beste für sich gefunden haben. Sie werden sehen, wenn Sie den richtigen BH gefunden haben, fühlen sich Ihre Schultern deutlich entlastet an.

▬ Entscheiden Sie sich für eine Ausdauersportart! Ein angeregter Stoffwechsel sorgt auch für einen ausgeglichenen Hormonhaushalt. Aber auch Entspannungsübungen, Achtsamkeitstraining, Qigong oder Yoga können helfen, die Beschwerden zu lindern.

Reizdarm

Empfehlungen aus diesem Buch
▶ Anis-Fenchel-Kümmel-Mischung, innerlich, S. 41
▶ Flohsamenschalen, innerlich, S. 68
▶ Leinsamen, innerlich, S. 126
▶ Lavendelöl, äußerlich – Fußbad mit Lavendel, S. 119
▶ Kamillentee, innerlich, S. 102
▶ Milchsauer Vergorenes: Sauerkraut, Joghurt etc., S. 144

Weitere Tipps
▬ Den Bauch um den Nabel im Uhrzeigersinn massieren
▬ Lavendelöl, innerlich

❶ Wann zum Arzt?
— Grundsätzlich, um organische Auslöser auszuschließen
— Wenn zu den bestehenden Beschwerden Fieber oder Kreislaufbeschwerden hinzukommen oder Sie sich krank und schlapp fühlen
— Wenn Sie starke Bauchschmerzen haben oder die Beschwerden längerfristig anhalten
— Auch wenn Ihr Stuhlgang schwarz verfärbt ist – dies kann ein Hinweis z. B. auf eine Magenblutung sein.

■■ Gut zu wissen
▬ Das Reizdarmsyndrom ist eine Erkrankung, bei der der Arzt keine organischen Ursachen feststellt. Die Symptome sind krampfartige Bauchschmerzen, die im Zusammenhang mit dem Stuhldrang auftreten, Blähungen, Verstopfung oder Durchfall oder Verstopfung und Durchfall im Wechsel.
▬ Stress, psychische Belastung oder ungünstige Ernährung können Auslöser für ein Reizdarmsyndrom sein. Sie können mit dem Erlernen von Entspannungsmethoden, mit Stressreduktion und einer Ernährungsumstellung viel dazu beitragen, die Symptome zu lindern.
▬ Bevorzugen Sie bei Ihrer Ernährung eine mediterrane Vollwertkost, wobei Vollkornprodukte und rohes Gemüse bei Reizdarm zu schwer verdaulich sein können. Dann sollten Sie lieber wie im Ayurveda essen: leicht und warm. Dies gilt insbesondere für die akuten Phasen. Trinken Sie nicht zum Essen, da die Verdauungssäfte sonst verdünnt werden, essen Sie langsam und kauen Sie gründlich.

Scheidenpilz

Empfehlungen aus diesem Buch
- ▶ Brottrunk, innerlich und äußerlich, S. 60
- ▶ Kamillentee und -tinktur, äußerlich, S. 99
- ▶ Knoblauch, innerlich, S. 109
- ▶ Milchsauer Vergorenes: Sauerkraut, Joghurt etc., S. 144

Weitere Tipps
- Verzicht auf Zucker und Weißmehl

❗ Wann zum Arzt?
- Gehen Sie grundsätzlich zum Arzt, um die Ursachen abzuklären.
- Hier können Sie selbst allenfalls unterstützend behandeln!

■■ Gut zu wissen

Die Vaginalflora setzt sich v. a. aus Milchsäurebakterien zusammen. In geringer Anzahl sind auch andere Keime wie Viren und Pilze vorhanden. Wenn die körpereigenen Schutzmechanismen beeinträchtigt sind, können diese Keime sich vermehren und eine Entzündung verursachen. Die Ursachen dafür können z. B. ein geschwächtes Immunsystem, hormonelle Veränderungen (Wechseljahre, Mikropille), Medikamente oder auch übertriebene Hygiene sein.

❯ Bei Vaginalpilz sollten Sie auf peinliche Sauberkeit achten. Da Pilze ein feuchtes und warmes Klima lieben, sollten Sie luftdurchlässige Unterwäsche tragen, die Sie heiß waschen bzw. auskochen können.

Bei der Überwäsche sollten Sie zu Naturfasern greifen, da diese besser durchlüftet werden und somit für ein günstiges Klima im Genitalbereich sorgen.

Bewegung fördert die Durchblutung und somit die Abwehrbereitschaft des Körpers. Wenn Sie einer sitzenden Tätigkeit nachgehen, sollten Sie so oft wie möglich versuchen, zusätzliche Bewegung in Ihren Tagesablauf einzubauen.

Schlafstörungen

Empfehlungen aus diesem Buch
- ▶ Fenchel, innerlich – Fencheltee, unterstützend bei Schlafstörungen im Alter, S. 63
- ▶ Kalte Dusche/kalte Abwaschung – bei Einschlafstörungen (nicht anwenden, wenn man friert), S. 96
- ▶ Kamillentee, innerlich, S. 102
- ▶ Lavendelöl, äußerlich, S. 119
- ▶ Schlafkissen für Frauen, S. 160

Weitere Tipps

- Heiße Milch mit Honig
- Gerade bei Frauen in den Wechseljahren: Verzicht auf Alkohol (Test), oft hilft das eine Menge!
- Lasea-Kapseln (Lavendelöl innerlich – Beratung beim Arzt oder Apotheker)
- Schlaftee ohne Baldrian (Hopfen, Melisse, Passionsblume)
- Zirbenkissen/-säckchen

❶ Wann zum Arzt?

- Wenn die Schlafstörungen trotz verbesserter Schlafhygiene und Selbstbehandlung anhalten
- Wenn Sie körperliche Beschwerden wie Atemnot, Herzbeschwerden oder Schmerzen haben

■■ Gut zu wissen

- Der Schlaf ist eine der wichtigsten Regenerationsphasen des Menschen.
- Als Schlafstörung wird eine Beeinträchtigung des Schlafes bezeichnet, die unterschiedliche Ursachen und Ausprägungen haben kann. Unterschieden wird zwischen Einschlafstörungen, Durchschlafstörungen und nichterholsamem Schlaf, die mit einer Minderung der Leistungsfähigkeit oder einer Verschlechterung der Befindlichkeit am Tag einhergehen.
- Die häufigste der vielfältigen Ursachen ist wohl, dass man vor Sorgen (Anspannung) nicht schlafen kann oder dass man nach einem hektischen, aufregenden Tag keine Ruhe findet. Stress, psychische Störungen, physische Erkrankungen, Medikamente, Ernährung, Störungen des Schlaf-Wach-Rhythmus wie z. B. Schichtarbeit oder Jetlag, Bewegungsmangel oder auch äußere Ursachen wie Lärm, schlechte Luft, Elektrosmog oder eine unbequeme Matratze können weitere Ursachen für Schlafstörungen sein (Spiegelhalder et al. 2011).

■ Verhaltensregeln der Schlafhygiene

- Einhalten der individuell notwendigen Schlafmenge. Verringerung der Zeit im Bett.
- Einhalten regelmäßiger Schlafzeiten, möglichst auch am Wochenende.
- Schlafdruck aufbauen, also nur müde zu Bett gehen, nicht vorher auf dem Sofa einnicken.
- Verzicht auf längere Schlafepisoden am Tage. Eine Regeneration mit einem *nap* (Nickerchen) von 15–20 Minuten Dauer kann aber hilfreich sein.
- Angenehme Schlafbedingungen schaffen: Nicht zu warm, keine Gegenstände, die an Arbeit oder Belastungen erinnern.
- Den Abend entspannend gestalten, keine geistig, emotional oder körperlich belastenden Betätigungen.
- Nicht mit vollem Magen ins Bett gehen. Am frühen Abend etwas Leichtverdauliches zu sich nehmen. Kein Konsum von koffeinhaltigen Getränken (Kaffee, Tee, Cola) nach 17 Uhr. Nur moderater Alkoholgenuss am Abend
- Regelmäßige sportliche Betätigung am Vor- und Nachmittag; extreme Aktivität am Abend vermeiden.

Schwangerschaft, Übelkeit

Empfehlungen aus diesem Buch

▶ Ingwertee, innerlich (2. Schwangerschaftsdrittel: nicht mehr als 10% Ingwer in Teemischungen, keine Einnahme von Ingwer im 3. Schwangerschaftsdrittel), S. 92
▶ Kamillentee, innerlich, S. 102
▶ Pfefferminztee, innerlich, S. 151
▶ Teemischung gegen Übelkeit und nervöse Magen-Darm-Beschwerden, S. 163

Weitere Tipps

Viele kleine Mahlzeiten einnehmen

Wann zum Arzt?

— Wenn Sie sich immer wieder übergeben müssen und der Brechreiz überhaupt nicht nachlässt, müssen Sie zum Arzt gehen.
— Eventuell ist eine Infusion nötig, weil Sie zu viel Flüssigkeit und Elektrolyte verloren haben.

Gut zu wissen

Die Schwangerschaftsübelkeit ist zwar unangenehm und lästig, aber normal.

Nach den ersten 3 Schwangerschaftsmonaten verschwindet sie bei den meisten Frauen wieder. Es wird vermutet, dass die hormonelle Umstellung die Ursache ist.

Sodbrennen

Empfehlungen aus diesem Buch

▶ Mandeln, innerlich, S. 132

Weitere Tipps

Luvos-Heilerde, innerlich

Wann zum Arzt?

— Sodbrennen ist ein Symptom. Wenn Sie immer wieder darunter leiden, sollten Sie zum Arzt gehen, um die Ursache abklären zu lassen.

Gut zu wissen

Sodbrennen entsteht dadurch, dass Magensäure oder saurer Mageninhalt in die Speiseröhre aufsteigt. Die Schleimhaut der Speiseröhre wird dadurch angegriffen. Das erklärt die typischen Symptome wie saures Aufstoßen, Brennen oder dumpfer Schmerz hinter dem Brustbein. In den meisten Fällen schließt der Ringmuskel des

Mageneingangs nicht richtig, aber auch andere Erkrankungen, Medikamente oder Übergewicht können die Ursache für Sodbrennen sein. Während der Schwangerschaft nimmt das Kind zunehmend mehr Platz im Bauch ein und verdrängt die inneren Organe. Dadurch steigt der Mageninnendruck, der Magenpförtner versagt und lässt den Speisebrei in die Speiseröhre zurückfließen (Rubin 2015).

- Wenn keine organischen oder psychischen Ursachen wie z. B. anhaltender Stress o. ä. zugrunde liegen, können ein paar einfache Maßnahmen helfen, das Sodbrennen in den Griff zu bekommen:
  - Meiden Sie Substanzen und Lebensmittel, die die Produktion von Magensaft anregen, wie Alkohol, Nikotin, große Mengen an Süßigkeiten, schwere, fette Mahlzeiten, kohlensäurehaltige Softdrinks.
  - Achten Sie darauf, nach dem Genuss welcher Lebensmittel Sie Sodbrennen bekommen und verzichten Sie auf diese.
  - Wählen Sie, gerade zu den Abendmahlzeiten, leicht verdauliche Eiweißquellen wie Hühnchen oder Fisch und essen Sie gedünstetes Gemüse statt Rohkost. Bauen Sie Kartoffeln in Ihren Speiseplan ein, denn Kartoffeln sind ein besonders basisches Gemüse und neutralisieren Säuren.
  - Essen Sie langsam und kauen Sie gründlich.
  - Essen Sie abends nicht zu spät.
  - Lassen Sie tagsüber mindestens 4 Stunden Pause zwischen den Mahlzeiten, damit sich der Magen leeren kann.
  - Legen Sie sich nicht direkt nach dem Essen hin. Sollten Sie beim Schlafen trotzdem Beschwerden haben, können Sie den Oberkörper leicht erhöht lagern. Der Mageninhalt kann dann wegen der Schwerkraft nicht so leicht in die Speiseröhre zurückfließen.
  - Beugen Sie anhaltendem Stress vor, indem Sie Entspannungstechniken erlernen und regelmäßig anwenden.

Stimmungsschwankungen

Empfehlungen aus diesem Buch
- ▶ Atem-Minis, S. 53
- ▶ Aufrichten – die gute Haltung, S. 55
- ▶ Lavendelöl, äußerlich, S. 119
- ▶ Leinöl, innerlich, S. 125

Weitere Tipps
- Johanniskraut (die Wirksamkeit von guten Johanniskraut-Präparaten ist wissenschaftlich anerkannt bei leichten bis mittelschweren depressiven Erkrankungen; bei mittelschwerer Depression ist die Verschreibung durch den Arzt erforderlich)
- Traubensilberkerze, wenn die Schwankungen hormonell bedingt sind
- Vitamin D_3 (bitte bei längerer Einnahme den Vitamin-D-Spiegel vom Arzt bestimmen lassen)

❗ Wann zum Arzt?

— Wenn die Stimmungsschwankungen anhalten und Sie sich beeinträchtigt fühlen oder sich nicht freuen können und sich sozial zurückziehen, sollten Sie unbedingt den Arzt aufsuchen.

■■ Gut zu wissen

Es gibt einen engen Zusammenhang zwischen Ernährung und Nervensystem. Gönnen Sie sich eine 10-tägige Detox-Kur: Streichen Sie Kaffee, Weißmehl, Zucker, Fleisch, Fisch, Milchprodukte und Gluten vom Speiseplan, besorgen Sie sich stattdessen Gemüse, Obst, Superfoods, Gemüsesäfte, Tees etc. Sie werden merken, dass die Stimmung ausgeglichener wird und Sie sich besser fühlen.

Venenentzündung

Empfehlungen aus diesem Buch

▶ Quarkauflage, S. 154

Weitere Tipps

Bewegung, Bewegung, Bewegung …

Beine hochlagern

Kalte Güsse (gilt für Krampfadern und Venenentzündung)

❗ Wann zum Arzt?

— Wenn Sie eine Venenentzündung haben, sollten Sie auf jeden Fall zum Arzt gehen, um abzuklären ob eine Entzündung der oberflächlichen oder der tiefen Beinvenen vorliegt.

— Bei einer Entzündung der tiefen Beinvenen können schwerwiegende Komplikationen wie Thrombose oder Embolie auftreten.

— Gehen Sie bitte auch bei Schweregefühl und Empfindungsstörungen zum Arzt, ebenso wie bei Schwellungen und Schmerzen.

■■ Gut zu wissen

Bei einer Venenentzündung (Thrombophlebitis) besteht eine Entzündung der oberflächlichen Beinvenen. Meist entsteht sie im Bereich von Krampfadern. Die Vene ist als dicker, schmerzhafter Strang tastbar, und die Umgebung ist gerötet, geschwollen und warm.

Wechseljahre, allgemein

Empfehlungen aus diesem Buch
- ▶ Atem-Minis, S. 53
- ▶ Aufrichten – die gute Haltung, S. 55
- ▶ Brottrunk, S. 60
- ▶ Fenchel, innerlich – Fencheltee, S. 63
- ▶ Leinöl, innerlich, S. 125
- ▶ Salbeibad, äußerlich, S. 155

Weitere Tipps
- Phytoöstrogene (Fertigarzneimittel; Beratung durch Arzt oder Apotheker)

❗ Wann zum Arzt?
- Besprechen Sie sich mit Ihrer Frauenärztin über die Beschwerden. Sie wird Ihnen individuelle Empfehlungen geben.

▪▪ Gut zu wissen
- Die in Leinöl enthaltenen Lignane gehören zur Gruppe der Phytoöstrogene und können östrogenähnlich wirken. Bei Hitzewallungen ist eine positive Wirkung belegt. Zu empfehlen ist ½–1 EL Leinöl täglich.
- Salbei wirkt durch die enthaltenen Gerbstoffe und ätherischen Öle desodorierend und schweißhemmend.

Zahnfleischbluten/Zahnfleischentzündung

Empfehlungen aus diesem Buch
- ▶ Apfelessig, äußerlich – gurgeln bei Zahnfleischbluten, S. 48
- ▶ Ölziehen, S. 148
- ▶ Salzwasser, äußerlich – Gurgeln bei Zahnfleischentzündung, S. 158

Weitere Tipps
- Salbei-Konzentrat zum Mundspülen und Gurgeln (Fertigarzneimittel)

❗ Wann zum Arzt?
- Lassen Sie regelmäßig eine professionelle Zahnreinigung durchführen
- Sprechen Sie bei der Kontrolle mit dem Zahnarzt, wenn Sie anhaltend Zahnfleischbluten haben

▪▪ Gut zu wissen
Achten Sie auf Ihre Vitamin-C-Zufuhr! Zahnfleischbluten kann auch ein Symptom von Vitamin-C-Mangel sein.

Teil 2: Rezepte

Annette Kerckhoff, Sieglinde Werner

© Springer-Verlag GmbH Deutschland, ein Teil von Springer Nature 2018
A. Kerckhoff, S. Werner, *Sanfte Hausmittel für Frauen*
https://doi.org/10.1007/978-3-662-55616-0_3

❶ Nebenwirkungen und Gegenanzeigen werden unter dem jeweiligen Rezept beschrieben. Bitte beachten Sie: Keine Anwendung bei Unverträglichkeiten oder allergischen Reaktionen gegenüber einem der Inhaltsstoffe – im Zweifelsfall Rücksprache mit den Arzt oder Apotheker!

Anis-Fenchel-Kümmel-Mischung, innerlich

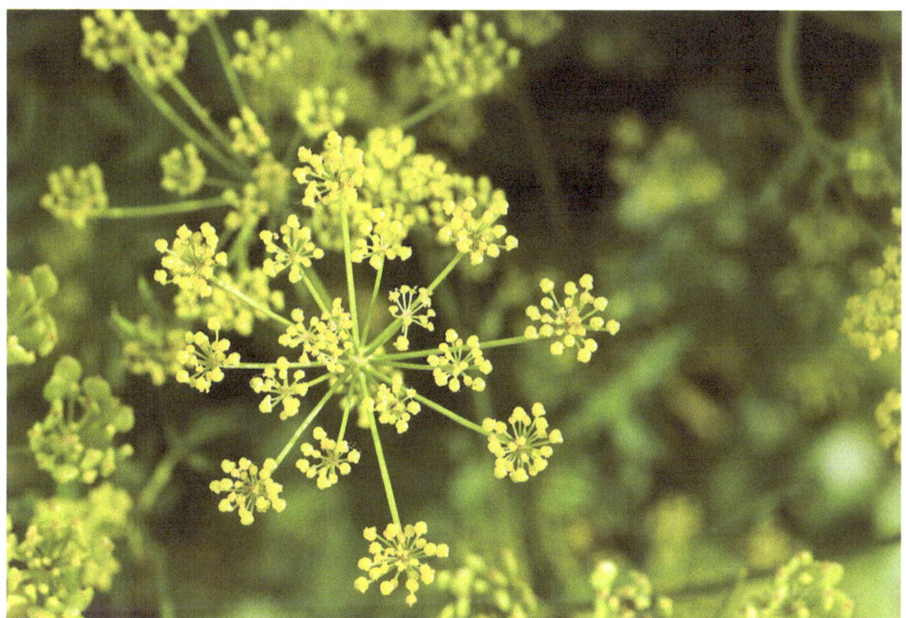

◘ **Abb. 1**   Gelb blühender Fenchel (©womue/stock.adobe.com)

■■ **Wirkung**
- Krampflösend
- Entblähend
- Schleimlösend
- Hustenstillend

Anwendungsgebiete
- Blähungen
- Darmkrämpfe
- Husten
- Förderung der Milchbildung

■■ **Sie benötigen**

▬ **Früchtemischung**

2 Teile Anisfrüchte
2 Teile Fenchelfrüchte
1 Teil Kümmelfrüchte

▬ **Tee**

40 g Anisfrüchte
40 g Fenchelfrüchte
20 g Kümmelfrüchte

In der Apotheke mischen und anstoßen lassen

■■ **Durchführung**

Alle drei Heilpflanzen liefern in diesem Fall Früchte (umgangssprachlich «Samen»). Darin befinden sich die ätherischen Öle, und diese müssen freigesetzt werden. Daher müssen die Früchte gekaut oder mechanisch zerstoßen werden.

■ **Früchtemischung**

Mischen Sie Kümmel, Anis und Fenchel (gut auch noch mit Koriander) und stellen diese Sie Mischung in einem Schälchen auf den Esstisch oder geben Sie sie für unterwegs in eine kleine Pillendose. Die Früchte («Samen») werden nach dem Essen gekaut.

Gerne können Sie das Mischungsverhältnis nach Ihrem Geschmack etwas abändern und weniger Anis oder sogar mehr Kümmel verwenden.

■ **Tee**

Lassen Sie die Früchte in der Apotheke anstoßen. Danach müssen sie luftdicht aufbewahrt werden, entweder in einem Braunglas oder in einer Blechdose. Sie sind maximal ein Jahr haltbar.

1 gestr. TL der Teemischung mit einer Tasse kochendem Wasser (ca. 150 ml) übergießen und bedeckt 5–10 Minuten ziehen lassen, dann abseihen. Mehrmals täglich eine Tasse trinken.

■■ **Besondere Hinweise und Infos**

Die Mischung kann ganz nach Geschmack variiert werden, denn gerade Anis und Kümmel sind spezielle Geschmacksnoten, die nicht jedem schmecken. In indischen Lebensmittelläden gibt es verschiedene Mischungen zur Ergänzung, die als «Munderfrischer» nach der Mahlzeit gereicht werden. Auch kann die Mischung mit Birkenzucker (Xylit) ergänzt werden.

Der Tee aus dieser Mischung wird auch als *Drei-Winde-Tee* bezeichnet. Er wird eingesetzt bei Völlegefühl, Blähungen und leichten, krampfartigen Magen-Darm-Beschwerden. Kümmel wirkt v. a. blähungswidrig, Fenchel und Anis krampflösend und geschmacksverbessernd. Fenchel ist eine milde, verdauungsfördernde Heilpflanze, Fencheltee wird bereits Säuglingen gegeben. Inzwischen gibt es im freien Handel gute Fertigteemischungen, die die beschriebene oder eine ähnliche Kombination enthalten, z. B. den (nicht nur in der Stillzeit zu trinkenden) *Stilltee*.

Geschenktipp Die Gewürze lassen sich leicht angemörsert auch gut in Brot einbacken (Brotmischung oder frisch). Das ist ein schönes Geschenk insbesondere für Senioren – sie haben häufig mit Verdauungsstörungen zu tun.

▪ ▪ Frauengesundheit/Frauenwissen

In der modernen wissenschaftlichen Phytotherapie werden Heilpflanzen aufgrund ihrer Inhaltsstoffe bestimmte Wirkungen und Anwendungsgebiete zugeordnet.

In der traditionellen Pflanzenheilkunde dagegen betrachtete man die Gestalt der Pflanze und leitete daraus die Anwendung ab. So sah man Analogien im Aufbau der Doldenblüte – zu ihnen gehören Fenchel, Anis und Kümmel – und der Drüsen im menschlichen Organismus, aber auch des Bronchialbaums: ein Stamm verzweigt sich immer weiter. Entsprechend wurden die Doldenblütler, hier v. a. die drei genannten Pflanzen, der Anregung der Drüsen zugeordnet: den Milchdrüsen, aber auch den Verdauungsdrüsen. Daneben wurden sie auch bei Erkrankungen der unteren Atemwege verwendet, insbesondere dann, wenn es sich um einen festsitzenden Husten handelte, und um Schleim zu lösen, der nicht abgehustet werden konnte und «befeuchtet» werden musste.

Traditionell gelten diese Früchte auch als menstruationsfördernd und schweißtreibend: «Die Säfte fließen» (im Gegensatz zum Salbei, der eher verwendet wurde, um den Säftefluss zu reduzieren und der auch heute noch als Arzneimittel gegen übermäßiges Schwitzen eingesetzt wird oder auch traditionell als Tee zum Abstillen).

Das Besondere an der Mischung Anis-Fenchel-Kümmel ist der Bezug zu den Drüsen, die entkrampfende Wirkung sowie die Milde, gerade des Fenchels (▶ Fenchel, innerlich).

Geschenktipp Ein weiteres schönes Geschenk liefert folgendes **Likörrezept** in Anlehnung an das von der Landfrauenberaterin Markusine Guthjahr notierte Rezept für *Omas Magenwärmer* (Guthjahr 2008):

Anis-Fenchel-Likör
1 Zitrone, unbehandelt
20 g Anis
10 g Fenchel
1 Zimtstange
5 Gewürznelken
10 g Sternanis
150 g Kandiszucker
1 Flasche Korn, klar (0,7l, 38 Vol.-%)

Zubereitung Zitrone heiß waschen und abtrocknen; Schale dünn abschälen, Zitrone auspressen. Anis, Sternanis und Fenchel im Mörser grob zerkleinern. Die angestoßenen Gewürze in eine Flasche geben. Zimtstange, Nelken, Zitronensaft, Zitronenschale und Kandiszucker dazugeben. Den Korn darüber gießen. Gut mischen. Den Ansatz 3 Wochen auf der Fensterbank oder an einem warmem Ort stehen lassen. Dann noch einmal kräftig schütteln und durch ein Tuch abseihen. In saubere Flaschen umfüllen. Der Likör kann lange lagern, er verändert dabei seinen Geschmack. Kümmel wird hier, auch wenn er eine wirkungsvolle Heilpflanze ist, nicht eingesetzt, da Kümmel immer sehr geschmacksbestimmend ist. Kümmellikör ist im Handel erhältlich, Kümmelschnaps ist z. B. als Aquavit, Anisschnaps, u. a. als Pernod, Pastis, Absinth, Raki oder Ouzo bekannt.

■■ Nebenwirkungen, Gegenanzeigen und Wechselwirkungen

Unverträglichkeit oder Allergien gegenüber einem der Bestandteile. Die drei Früchte gehören zu einer Pflanzenfamilie (Doldengewächse), die Allergien hervorrufen kann (Haut, Atemwege, Magen-Darm-Trakt).

Apfelessig-Honig-Trank

■■ Wirkung

- Apfelessig
  - Stärkend, vitalisierend
  - Entsäuernd
  - Keimmindernd im Darm
  - Regt Stoffwechsel und körpereigene Abwehr an
  - «Entkalkend» in den Blutgefäßen
- Honig
  - Stärkend für Nerven-, Knochen- und Mineralstoffwechsel

Anwendungsgebiete
- Erschöpfung
- Zum Abnehmen
- Erkältung
- Infektanfälligkeit
- Arteriosklerotische Veränderungen

■■ Sie benötigen
- Apfelessig, naturtrüb (Bioladen, Reformhaus)
- Honig (möglichst von einem Imker aus der Nähe, alternativ Bioladen, Reformhaus)

■■ Durchführung

1–2 TL Apfelessig und 1 TL Honig in ein Glas geben, mit Mineralwasser auffüllen, umrühren. Alternativ mit lauwarmem Wasser verrühren.

Als Kur (Frühjahrskur, zum Abnehmen) oder bei akuten Beschwerden (Erkältung) 3-mal täglich 1 Glas, ansonsten einmal täglich; ggf. auch nur ab und zu in den Speiseplan integrieren.

■■ Besondere Hinweise und Infos

Die innerliche Anwendung von Obstessig in Kombination mit Honig wurde nach langer Zeit der Vergessenheit, insbesondere von dem amerikanischen Arzt Dr. Jarvis (1881–

1966) wieder populär gemacht. 1958 veröffentlichte er das Buch *Folk Medicine: A Vermont Doctor's Guide to Good Health* (Deutscher Titel: *5 × 20 Jahre leben*; Jarvis 1967). Ob alle positiven Wirkungen, die dem Apfelessig-Honig-Trank zugeschrieben werden, tatsächlich entfaltet werden, lässt sich schwer sagen. Die jahrhundertealte Anwendung von Essig in der Volksmedizin verschiedener Kulturen spricht dafür, die aktuelle Studienlage gibt aber nur wenige Hinweise darauf. Es handelt sich um ein unspezifisches Hausmittel, das zum einen Nährstoffe zuführt, zum anderen über den Apfelessig positiv auf die Darmgesundheit wirkt und dadurch indirekt auch andere Organsysteme und Funktionen im Organismus verbessert.

Im Apfel sind viele Vitamine, Mineralstoffe und Spurenelemente enthalten (v. a. Kalium, aber auch Natrium, Kalzium, Fluor, Magnesium, Phosphor und Silizium, Vitamin C, β-Carotin, Vitamin A und B-Vitamine). Diese gehen in den Apfelessig über. Ferner gibt es Inhaltsstoffe, die erst durch die Vergärung hinzukommen oder entstehen, z. B. Enzyme, Essigsäure, Tannine. Durch sie wirkt Essig konservierend und desinfizierend, insbesondere im Hinblick auf Fäulnisbakterien.

Honig ist ein Stärkungs- und Heilmittel. Etwa 80% des Honigs machen verschiedene Zuckersorten, nämlich Frucht-, Trauben- und Malzzucker, aus. An Mineralstoffen und Spurenelementen sind Natrium, Kalium, Magnesium, Kalzium, Phosphor und Eisen zu nennen, an Vitaminen Vitamin C, Vitamin K, Folsäure, Biotin und Vitamine der B-Gruppe, darunter Vitamin B_2 und Vitamin B_6. Einzigartig sind daneben die Substanzen, die erst von der Biene hinzugefügt werden. Dabei handelt es sich um verschiedene Enzyme, die z. B. Stärke spalten (daher wird Pudding mit Honig nicht fest) und dadurch beim Menschen die Verdauung erleichtern, daneben keimmindernde und antibakterielle Stoffe, die von Bienen als Schutz vor eigenen Krankheiten produziert werden und um den Honig als Nahrungsmittel der Bienen zu konservieren.

▪▪ Frauengesundheit/Frauenwissen

Apfelessig gilt als besonderer «Stoffwechselbeschleuniger». Eine Übersichtsarbeit konnte zeigen, dass er im Zuge von Kuren zur Gewichtsabnahme oder von Entlastungstagen einen sinnvollen Bestandteil ausmacht. In den untersuchten Studien wurde jedoch nicht der Apfelessig-Honig-Drink geprüft, sondern allein Essig, hier v. a. im Hinblick auf die Kohlenhydratverdauung, die durch die Essigzugabe verbessert wird. Zudem führte die Essigzugabe zu einem höheren Sättigungsgefühl (Frank 2016).

❯ Achtung: Nicht übertreiben!

Ein Fallbericht aus dem Jahr 2012 berichtet von massiven Schäden des Zahnschmelzes bei einem 15-jährigen marokkanischen Mädchen, das mit einem täglichen Glas (!) Apfelessig eine Gewichtsabnahme anstrebte. Auch in Marokko ist der Einsatz von Apfelessig zu diesem Zweck üblich (Gambon et al. 2012).

Interessant zu wissen In der traditionellen Volksmedizin wurden gut gesäuberte Hühnereierschalen in Apfelessig aufgelöst und in der Schwangerschaft oder bei Osteoporose eingenommen. Dies ist heute im Hinblick auf eine mögliche Salmonellengefahr nicht mehr anzuraten, der Mechanismus ist jedoch plausibel. Er wird auch traditionell genutzt, wenn man einen kräftigen Schuss Essig in Knochenbrühe gibt, um das Kalzium besser aus den Knochen zu lösen.

■■ Nebenwirkungen, Gegenanzeigen und Wechselwirkungen

Bei Vorliegen eines Diabetes mellitus muss der Genuss von Honig dem ärztlich abgestimmten Speiseplan angepasst werden.

> **Wichtig!** Für Babys unter einem Jahr ist Honig tabu. In seltenen Fällen kann es zum lebensbedrohlichen Säuglingsbotulismus kommen. Das gilt auch für kleinste Mengen.

Apfelessig-Natron-Trank

■■ Wirkung

- Zufuhr von Vitaminen, Mineralstoffen, Spurenelementen
- Entsäuernd, damit indirekt stoffwechselentlastend

Anwendungsgebiete
Myome: Erfahrungsgemäß kann die Einnahme zu einem Rückgang der Beschwerden, z. B. der Blutungsintensität, führen

■■ Sie benötigen

- Apfelessig, naturtrüb (besser: *apple cider vinegar*) (Bioladen, Reformhaus)
- Natron (Original: *baking soda* = Natriumbikarbonat, doppeltkohlensaures Natron) (Reformhaus)

■■ Durchführung

1/8–1 TL Natron und 1–2 EL Apfelessig in ein Glas mit Wasser geben. Die Dosierung in den Erfahrungsberichten schwankt zwischen mehreren Gläsern während der Periode und einer regelmäßigen Anwendung.

Aus Sicht der Autorinnen erscheint es ratsam, zunächst mit einem Glas täglich in der Dosierung ½ TL Natron plus 1 EL Apfelessig zu beginnen und die Verträglichkeit zu testen. Anderen Berichten zufolge kann es bei hoher Dosierung zu einem Ausbleiben der Regel kommen. In diesem Fall sollte die Dosierung reduziert oder eine Anwendungspause eingelegt werden.

■■ Besondere Hinweise und Infos

Insbesondere aus den USA stammt das Hausmittel, bei Myomen *baking soda* einzunehmen, z. B. in der Kombination mit *apple cider vinegar* (oder auch Zitronensaft). Gerade in der afroamerikanischen Bevölkerung in den USA sind unter den Frauen Myome verbreitet. So berichtet das *U.S. Department of Health & Human Services* von 80% betroffenen Frauen unter den Afroamerikanerinnen (NIH 2010). Auch in Deutschland ist jede 4.–6. Frau betroffen (Berufsverband der Frauenärzte, Hrsg., in Zusammenarbeit mit der Deutschen Gesellschaft für Gynäkologie und Geburtshilfe e. V. Myom. *https://www.frauenaerzte-im-netz.de/de_myom-was-ist-ein-myom-_388.html*; zuletzt abgerufen am 15.10.2017). Myome können die Lebensqualität erheblich einschränken.

Das amerikanische Produkt *baking soda* besteht aus Natriumhydrogenkarbonat und entspricht dem deutschen Natron. *Apple cider vinegar* ist ein Essig, der aus Apfelcidre oder Apfelmost hergestellt wird und damit nicht ganz dem hiesigen Apfelessig (aus Äpfeln oder Apfelsaft) entspricht.

Der Wirkmechanismus dieses Hausmittels ist bislang nicht geklärt. Er könnte in der entsäuernden Wirkung liegen, die sowohl *baking soda* wie auch Apfelessig haben. Nach Angaben der Frauenärztin I. Gerhard sind Myome auch ernährungsabhängig und können durch eine basenreiche Ernährung günstig beeinflusst werden.

Wer sich über die verschiedenen Varianten des Rezepts informieren möchte, findet im Internet einige Seiten unter den Suchbegriffen *fibroid* (englisch für Myom) und *apple cider vinegar*.

■ ■ Frauengesundheit/Frauenwissen

Die Studienlage zu dieser Anwendung ist unzureichend. Allerdings findet sich eine Reihe von positiven Erfahrungsberichten. Dies ist nicht verwunderlich: *apple cider vinegar* und *baking soda* sind im Prinzip in jedem amerikanischen Haushalt zu finden.

Generell ist die Anwendung eine unspezifische, d. h., sie richtet sich nicht gezielt gegen Myome. Durch die Einnahme wird der Stoffwechsel verändert, und dies hat – im besten Fall – einen günstigen Einfluss auf das Wachstum oder die Beschwerden bei einem Myom.

■ ■ Nebenwirkungen, Gegenanzeigen und Wechselwirkungen

Die Dosierung schwankt nach Angaben im Internet zwischen ¼ TL und 1 TL Natron, über die Häufigkeit der Einnahme gibt es keine klaren Angaben. Auch über das Wirkprinzip ist nur wenig zu sagen: Natron wirkt entsäuernd, Apfelessig ist sehr mineralstoffreich und wird generell zur Gesundheitspflege empfohlen.

Apfelessig, äußerlich

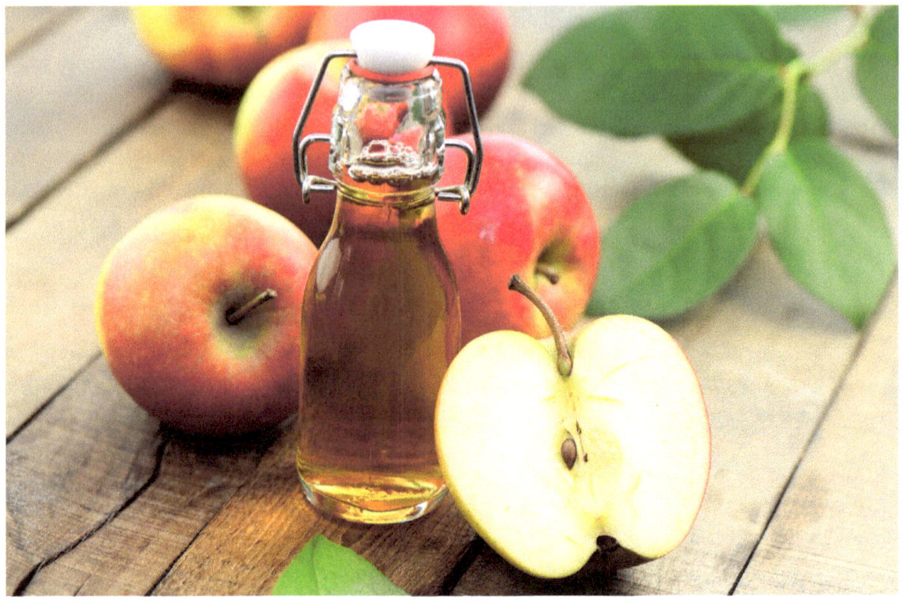

Abb. 2   Apfelessig enthält wichtige Mineralstoffe und Spurenelemente (© Printemps/stock.adobe.com)

■■ Wirkung

■ Allgemein
- Verstärkt die Wirkung von anderen Anwendungen
- Kühlend
- Entstauend
- Juckreizlindernd

■ Haut
- Reinigend
- Klärt das Hautbild
- Erfrischend
- Desinfizierend
- Stärkung des Säureschutzmantels

■ Haarspülung
- Verbessert die Haargesundheit
- Macht das Haar glänzend

Anwendungsgebiete
- Hautpflege, z. B. auch in der Pubertät, bei müder Haut, Hautunreinheiten
- Fieber (Oberkörper, ganzer Körper)
- Schwere Beine, Krampfadern
- Zahnfleischentzündungen, Zahnfleischbluten (Gurgeln)
- Erste Hilfe bei Halsschmerzen (Gurgeln)
- Haarpflege

▪▪ Sie benötigen
- Apfelessig, naturtrüb (Bioladen, Reformhaus)
- Wasser

▪▪ Durchführung
▪ Haarspülung
¼ Tasse Apfelessig in ¾ l lauwarmes Wasser geben. Viele Rezeptbücher empfehlen hier höhere Konzentrationen, wir raten allerdings dazu, zunächst mit dieser geringen Konzentration anzufangen. Bei Haarausfall oder Schuppen kann das leichte Einmassieren der Lösung in die Kopfhaut unterstützend wirken.

▪ Gesichtswaschung
In ½ Glas Wasser 1 EL hochwertigen Apfelessig geben und damit das Gesicht waschen.

▪ Zahnfleischentzündung und Halsschmerzen
1 Schuss Essig auf 1 Glas Wasser, damit gurgeln.

▪ Fieber
Die äußerliche Anwendung, z. B. in Form von Wadenwickeln, mit etwas Essig oder Pfefferminztee wirkt für viele Kranke erfrischend. Mit Essigwasser können auch Waschungen durchgeführt werden; der Organismus wird hier über den Hautstoffwechsel entlastet (Pfefferminztee wirkt v. a. kühlend!). Der Kneipp-Verein empfiehlt für Erwachsene: 1 Teil Essig auf 4 Teile Wasser, bei Kleinkindern wird deutlich stärker verdünnt (*www.kneippverein-wennigsen.de*, zuletzt aufgerufen am 22.9.2017). Das Wasser kann kühl oder lauwarm sein. Ein Leintuch mit Essigwasser tränken, auswringen, den Körper zügig abwaschen (Oberkörper oder ganzer Körper), anschließend abtrocknen und wieder anziehen. Nachruhen.

▪ Krampfadern
1 Schuss Essig auf 1 Glas Wasser, die Krampfadern vorsichtig damit einreiben.

■ ■ Besondere Hinweise und Infos

Apfelessig enthält eine Vielzahl von Mineralstoffen und Vitaminen (v. a. Kalium, aber auch Natrium, Kalzium, Fluor, Magnesium, Phosphor und Silizium, Vitamin C, β-Carotin, Vitamin A und B-Vitamine.

> ❯ **Wichtig! Hochwertigen Essig verwenden, keinen Essig mit zu hohem Essigsäureanteil (z. B. Essigessenz). Bei gefärbten Haaren zunächst mit der Spülung an einer breiten Strähne einen Test durchführen.**

■ ■ Frauengesundheit/Frauenwissen

Anita Backhaus, eine bedeutende Gesundheitsaufklärerin des 20. Jahrhunderts, die den mittlerweile vergriffenen Ratgeber *Heilen ohne Pillen und Spritzen* geschrieben hat, empfiehlt Apfelessig innerlich und äußerlich bei Pilzerkrankungen der Haut, äußerlich bei Weißfluss als Scheidenspülung, hier Kamillentee mit 1 EL Apfelessig (Backhaus 1965). Die Anwendung bei Pilzerkrankungen ist plausibel, hier kann Apfelessig auch innerlich eingenommen werden, dann aber ohne Honig. Weißfluss muss als Symptom ärztlich abgeklärt werden, hier sollte dann auch die Anwendung von Kamillensitzbädern mit Apfelessig besprochen werden. Für Sitzbäder eignet sich auch die Anwendung von Kamillentinktur (▶ Kamille, äußerlich).

■ ■ Nebenwirkungen, Gegenanzeigen und Wechselwirkungen

Bei Jucken oder Hautirritationen ist die Konzentration zu reduzieren.

Apfeltrank zum Fasten

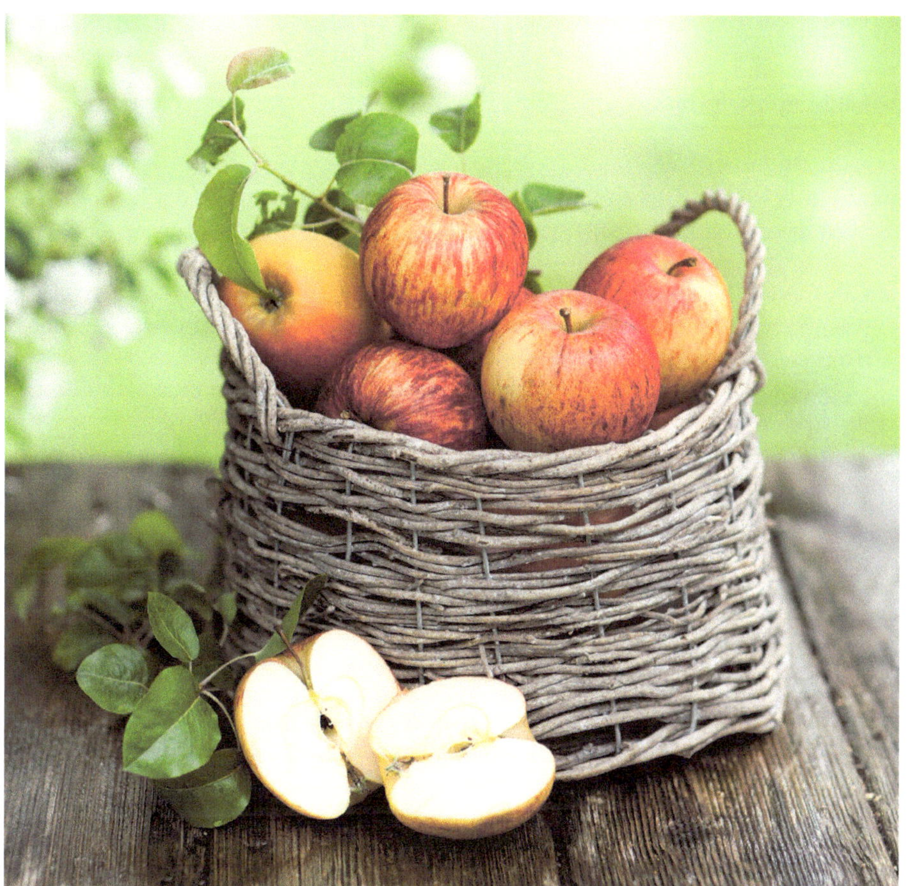

 Abb. 3   Äpfel: schmackhaft und gesund – und auch als Apfeltrank zu genießen (© Christian Jung/ stock.adobe.com)

▪ ▪ Wirkung
- Verzögert die Magenentleerung
- Wirkt appetitmindernd

Anwendungsgebiete
- Entlastungstag
- Beim Fasten
- Zum Abnehmen
- Vor dem Einsetzen der Menstruation, wenn man das Gefühl hat, aufgeschwemmt zu sein

▪▪ Sie benötigen

- 2 Äpfel (Bio, mit Schale)
- 0,6 l Wasser
- Zitronenschale (Bio)
- Zitronensaft und Honig nach Geschmack
- 0,2 l Apfelsaft (Bioladen)

▪▪ Durchführung

Äpfel in Wasser aufkochen und eine Viertelstunde zusammen mit der Zitronenschale ziehen lassen. Dann abseihen, Zitronensaft, Honig und Apfelsaft dazugeben.

▪▪ Besondere Hinweise und Infos

In dem Rezept, das freundlicherweise von Dr. Karin Buchart, Leiterin der Akademie für Traditionelle Heilkunde, zur Verfügung gestellt wurde, wird ein Auszug aus frischen Äpfeln in Kombination mit Apfelsaft hergestellt. Dieser hilft, den Appetit zu drosseln (Buchart u. Wiegele 2016).

Im Apfel sind Pektine enthalten, das sind unlösliche Ballaststoffe (die auch bei geriebenem Apfel genutzt werden, um bei Durchfall Giftstoffe und Flüssigkeit zu binden). Die Pektine aus dem Apfel legen sich im Magen wie ein Schutzfilm über die Magenschleimhaut. Dadurch wird die Magenentleerung verzögert, und das Sättigungsgefühl wird verstärkt.

▪▪ Frauengesundheit/Frauenwissen

Wer Äpfel mag, wird diesen Fastentrank gerne ausprobieren. Die im Apfel enthaltenen Pektine sind, neben den im Apfel enthaltenen Vitaminen, Mineralstoffen und Spurenelementen, ein wichtiger Grund für die Heilwirkung des Apfels.

Deswegen wird bei Durchfall auch ein fein geriebener Apfel angeboten, wirken Äpfel doch etwas stuhlfestigend (Achtung: keine kausale Therapie; wenn ein Infekt umgeht, ist das eher «Stuhlkosmetik» und «Darmpflege»). Vor diesem Hintergrund sollte man eine Glasreibe im Küchenschrank haben, denn damit wird der Apfel am feinsten gerieben, und dies führt zu einer massiv vergrößerten Oberfläche, sodass die Pektine noch umfangreicher Bindungen eingehen können. Alternativ kann in Zeiten von Smoothies der Apfel auch im Mixer fein püriert werden. Bedacht werden muss, dass ein Apfel umso stopfender wirkt, je feiner er zerkleinert wird. Deshalb bitte ausreichend Flüssigkeit aufnehmen.

Auch im fortgeschrittenen Alter stellt der feingeriebene Apfel eine gesundheitsfördernde Maßnahme dar. Gerade viele Senioren mögen es, beim abendlichen Fernsehen einen Obstteller zu genießen. Manchen schlägt der späte Rohkostkonsum aber auf den Magen (Gärungsalkohole), und sie sollten diesen dann auf den Nachmittag vorverlegen. Andere machen es sich zur angenehmen Gewohnheit, ihren Apfel im besser verträglichen fein geriebenen Zustand zu verzehren.

▪▪ Nebenwirkungen, Gegenanzeigen und Wechselwirkungen

Unverträglichkeit gegen einen der Inhaltsstoffe.

Atem-Minis

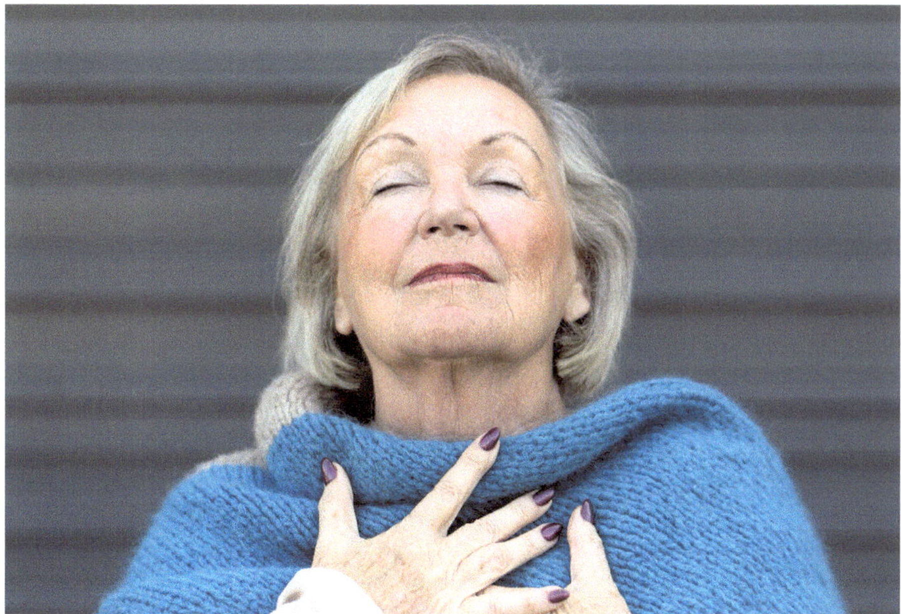

▪▪ Wirkung

- Entspannend
- Ausgleichend
- Erfrischend

Anwendungsgebiete

- Akute Stresssituationen
- Nervosität
- Tägliche kurze Atemmeditation, um mehr Gelassenheit zu gewinnen

▪▪ Sie benötigen

Nichts außer Ihrem Körper und einen Moment Ruhe

▪▪ Durchführung

Die folgenden Übungen und ihre Beschreibungen stammen von Dr. Anna Paul, der leitenden Ordnungstherapeutin der Abteilung für Naturheilkunde und Integrative Medizin in Essen (Paul u. Kerckhoff 2013). «Minis» sind auf die Atmung konzentrierte Techniken, mit denen eine schnelle Angst- und Spannungsreduktion erreicht werden kann. Bei den Minis wird die Atmung mit dem Zählen verbunden. Damit fokussiert man den Geist auf die Bewegungen des Körpers.

Atmen Sie bewusst mithilfe der Zwerchfellatmung, also tief in den Bauch, ohne die Schultern hochzuziehen. Sie sollten fühlen, dass sich Ihr Bauch bei der Einatmung etwas wölbt und bei der Ausatmung etwas zurücksinkt. Einfacher ist es im Liegen, so können Sie z. B. auf dem Bauch liegend bei der Einatmung versuchen, den Bauch gegen die Unterlage zu drücken, oder Sie legen auf dem Rücken liegend die Hände auf den Bauch und lassen die Atmung hineinströmen. Die Bauchmuskeln sind entspannt, denn mit angespannten Bauchmuskeln ist die Zwerchfellatmung erschwert.

Es gibt verschiedene Varianten der Minis

- Während des Einatmens zählen Sie langsam von 1 bis 4, während des Ausatmens zählen Sie langsam von 4 rückwärts. Beim Einatmen sagen Sie sich selbst langsam 1-2-3-4, beim Ausatmen sagen Sie sich selbst langsam 4-3-2-1 und wiederholen dies 5- bis 10-mal.
- Zählen Sie beim Einatmen rückwärts: 4-3-2-1, bei der Ausatmung 1-2-3-4.
- Zählen Sie beim Einatmen 1-2-3-4, und machen Sie dann nach der Einatmung eine kleine Pause. In dieser Pause können Sie z. B. weiterzählen: 5-6 (7-8). Beim Ausatmen zählen Sie dann rückwärts: (8-7) 6-5, in der Pause: 4-3-2-1.

▪▪ Besondere Hinweise und Infos

Vielleicht würde man eine Atemübung nicht in einem Hausmittel-Ratgeber vermuten. Fakt ist jedoch, dass unser Körper das Hilfsmittel ist, das wir immer dabei haben. Fakt ist auch, dass sich über die Atmung Einfluss auf das vegetative Nervensystem nehmen lässt – eine Maßnahme, an die man denken sollte, wenn Lavendelöl oder andere beruhigende Rezepturen und Utensilien fern sind.

Der menschliche Körper reagiert mithilfe ganz bestimmter Mechanismen auf Anforderungen und Stressreize von außen. In solchen Situationen wird ein Teil des (unwillkürlichen) vegetativen Nervensystems, der Sympathikus, aktiviert. Er sorgt über verschiedene Mechanismen dafür, dass wir schnell darauf reagieren können: Das Blut wird verstärkt in die Skelettmuskulatur, in Herz und Lunge gepumpt. Der Herzschlag (Puls) wird beschleunigt, ebenso die Atemfrequenz. Der Blutdruck steigt, die Skelettmuskulatur wird angespannt. Das alles dient dazu, Energie bereitzustellen und den Menschen in die Lage zu versetzten, die Situation zu bewältigen (er könnte kämpfen oder fliehen). Im Anschluss an eine solche Anforderung braucht der Körper eine Ruhe- und Regenerationsphase, in der der Gegenspieler des Sympathikus, der Parasympathikus, aktiviert und eine ruhige Gesamtsituation hergestellt wird, in der geschlafen, verdaut und regeneriert werden kann.

In der heutigen Zeit ist diese archaische Reaktion oft nicht mehr möglich. Zum einen ist es schwierig, die Anspannung körperlich abzubauen, wie dies die Natur ursprünglich vorgesehen hatte. Zum anderen fehlt die Zeit für Pausen und Regenerationsphasen.

Um mit dem alltäglichen Stress besser umgehen zu können, ist es daher erforderlich, diese beiden Aspekte im Lebensstil zu berücksichtigen: die regelmäßige Bewegung, die dabei hilft, Anspannung abzubauen, aber auch gezielte Maßnahmen, um den Parasympathikus zu aktivieren.

Eine geniale Methode dafür ist die Steuerung der Atmung. Wir können sonst kein Organsystem, das durch Stress in einen sympathikotonen Zustand versetzt wird, willkürlich beeinflussen – nur die Atmung. Eine ruhige Atmung zieht ein Beruhigen des Herz-Kreislauf-Systems nach sich und kann in die Entspannung führen.

■ ■ **Frauengesundheit/Frauenwissen**

Viele Menschen und damit auch zahlreiche Frauen leiden heutzutage unter Stress. Die Folge sind stressbedingte Beschwerden wie z. B. Schlafstörungen, Bluthochdruck, Reizmagen, Reizdarm, nervös bedingte Kopfschmerzen, Muskelverspannungen (auch Spannungskopfschmerzen), daneben auch eine flache Atmung, die den Körper nur mangelhaft mit Sauerstoff und Energie versorgt.

Eine ergänzende Information im Hinblick auf die Atemarbeit: Es gab bedeutende Atemtherapeutinnen. Zu ihnen zählen Ilse Middendorf (1919–2009), Margot Scheufele-Osenberg (1913–2005), Clara Schlaffhorst (1863–1945), Hedwig Andersen (1866–1957).

Aufrichten – die gute Haltung

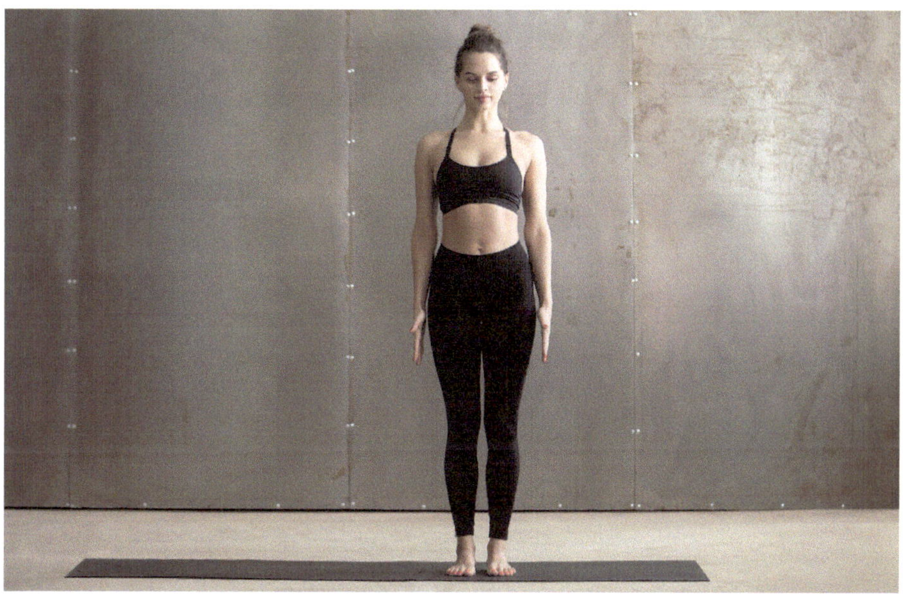

■ **Abb. 5**   Aufrichten – immer wieder zwischendurch, zurückgezogen oder mitten im Alltag (© fizkes/ stock.adobe.com)

■ ■ **Wirkung**
— Hebt die Stimmung
— Steigert Selbstwertgefühl und Attraktivität

Anwendungsgebiete
— Haltungsschäden
— Depressive Verstimmungen
— Rückenschmerzen
— Alltagsstress

▪▪ Sie benötigen

Ihren Körper und Momente der Achtsamkeit

▪▪ Durchführung

Stellen Sie sich aufrecht hin, schließen Sie die Augen und stellen Sie sich vor, dass Ihr Körper von zwei Kräften gehalten wird: einerseits von unten von der Kraft der Erde an den Füßen, andererseits von oben von der Kraft des Himmels am Kopf. Stehen Sie fest mit den Füßen auf dem Boden, spüren Sie Ihre Fußsohlen im Kontakt mit dem Boden, stellen Sie sich vor, dass von Ihren Füßen Wurzeln tief in die Erde reichen und Ihnen einen sicheren Stand geben. Stellen Sie sich dann vor, dass oben am Scheitelpunkt Ihres Kopfes wie bei einer Marionette ein Faden befestigt ist, der Ihren Körper nach oben zieht und aufrichtet. Er hält Sie von oben und schenkt Ihnen Leichtigkeit, während Sie von unten Kraft und Standfestigkeit spüren. Zwischen diesen beiden Punkten, die auf einer senkrechten Achse liegen, schwingt der Körper.

Stellen Sie sich im zweiten Schritt imaginäre senkrechte Achsen vor, an denen Sie Ihren Körper im Laufe des Tages immer wieder ausrichten. In der Seitenansicht sollten Ohren, Schultern, Becken, Knie und Knöchel auf einer Achse liegen, von vorne Nase, Kehlkopf, Bauchnabel und Schambein. Diese Ausrichtung ist nicht selbstverständlich, oft stehen wir etwas schief, schieben den Oberkörper vor etc. Bei Stress werden die Schultern hochgezogen und verspannt. Um das auszugleichen, kann man sich das Bild der beiden Kräfte von unten und oben und der beiden senkrechten Achsen auch im Alltag immer wieder vergegenwärtigen und sich entsprechend neu ausrichten.

▪▪ Besondere Hinweise und Infos

Im Yoga ist *Tadasana*, die Bergstellung, die Übung, mit der diese Auf- und Ausrichtung geübt wird. Dazu Rita Keller, direkte *Iyengar*-Schülerin: «Das *Asana* lehrt uns, die Füße zu erden und zu verstehen, wie die Erdung, die Verwurzelung unserer Füße uns hilft, die Beine zu strecken, das Becken und die Wirbelsäule einschließlich des Kopfes aufzurichten. So entwickeln wir einen Sinn für Richtung und Ausrichtung, Stabilität und Kraft sowie Stille und ‹Standfestigkeit›» (Keller 2014). Die Physiotherapeutin Lilo Cross rät ihren Patienten, auf einen Spiegel einen geraden Strich zu malen und sich davor immer wieder neu auf- und auszurichten (Cross 2002).

▪▪ Frauengesundheit/Frauenwissen

Man schaue sich nur Frauen aus anderen Kulturen an, die – oft über weite Strecken – Behälter, Gefäße, Körbe etc. auf dem Kopf balancieren und dabei gehen. Für uns Westeuropäerinnen ist das gar nicht so einfach – aber eine gute Übung: Versuchen Sie selbst einmal, ein schweres Buch auf dem Kopf zu tragen und sich dabei zu bewegen!

▪▪ Nebenwirkungen, Gegenanzeigen und Wechselwirkungen

Keine.

Beste Freundin

▪▪ Wirkung
- Wohltuend
- Aufbauend
- Erheiternd

Anwendungsgebiete
- Alltag
- Freizeit
- Vor allem aber akute Notlagen

▪▪ Sie benötigen
Eine Freundin, der Sie vollkommen vertrauen können und die sie nimmt, wie sie sind, ohne deshalb mit ihrer Meinung hinter dem Berg zu halten (oder auch 2 oder 3 «beste» Freundinnen)

▪▪ Durchführung
Reden, reden, reden, schöne gemeinsame Unternehmungen, tanzen, kochen und backen, sich schön machen, feiern, verreisen, Yoga üben, in der Sonne sitzen, trösten, ablenken …

▪▪ Besondere Hinweise und Infos
Freundschaften helfen dabei, Stress abzubauen, und sie sind zudem gut gegen Selbstzweifel und depressive Verstimmungen. Menschen, die ihre Freundschaften pflegen, leiden weniger häufig an Herzinfarkt oder Demenz, haben ein stärkeres Immunsystem und eine stabilere Psyche (Esch 2017, S. 89ff).

▪▪ Frauengesundheit/Frauenwissen
Das Marktforschungsinstitut GfK befragte im Oktober 2015 über 2000 Personen. 56% der Frauen gaben an, unbedingt eine Freundin zum Reden zu brauchen, mit der sie sich austauschen könnten. Nur 43% der Männer dagegen waren der Ansicht, einen besten Freund zu brauchen.

▪▪ Nebenwirkungen, Gegenanzeigen und Wechselwirkungen
Früher waren die hohen Telefonkosten ein Thema, vielleicht ist heute eher die aufgewendete Zeit ein Problem und manchmal auch etwas Eifersucht von außen. Aber das ist es wert und lässt sich regeln.

Brennnessel als Tee und Saft

▪▪ Wirkung
- Unterstützt die Blutbildung
- Harntreibend, durchspülend, fördert die Ausscheidung von harnpflichtigen Substanzen
- Entzündungsmindernd
- Immunmodulierend
- Antiarthrotisch
- Schmerzlindernd
- Wirkt der Entwicklung einer Osteoporose entgegen (hoher Kalziumgehalt)

Anwendungsgebiete
- Unterstützend bei rheumatischen Beschwerden (innerlich und äußerlich)
- Als Durchspülung zur Vorbeugung und Behandlung von Nierengrieß
- Traditionell wird die Pflanze zur «Blutreinigung» und als Frühjahrskur eingesetzt; eine solche Frühjahrskur ist ratsam bei rheumatischen Erkrankungen, Magen-Darm-Beschwerden und zur Anregung der Ausscheidungsorgane
- Blutarmut
- Osteoporose

▪▪ Sie benötigen
- Brennnesseltee
- Brennnesselfrischpflanzenpresssaft (Reformhaus)
- Brennnessel-Dragees

▪▪ Durchführung
▪ Tee
Brennnesselblätter können gut als Tee zubereitet werden, sie sollten aber des Geschmacks wegen gemischt werden: empfehlenswert für die Frühjahrskur zu gleichen Teilen mit Pfefferminzblättern und Löwenzahnwurzel und -kraut (dann vom Geschmack her minzig-aromatisch-leicht bitter), ansonsten auch mit fruchtigen Zusätzen wie Zitronenmelisse, griechischem Bergtee oder Lemongras.

1 gehäuften TL mit einer großen Tasse (200 ml) nicht mehr kochendem Wasser übergießen, zugedeckt 5–10 Minuten ziehen lassen, Kondenswasser abtropfen lasssen, schluckweise trinken. Als Kur 3-mal täglich 1 Tasse (150 ml tun es auch, dann genügt 1 gestr. TL) möglichst vor den Mahlzeiten über 4–6 Wochen. Dem etwas abgekühlten Tee kann ein Schuss Zitronensaft beigefügt werden, dies verbessert die Eisenaufnahme aus den Brennnesselblättern.

▪ Frischpflanzenpresssaft
Neben dem Tee gibt es – z. B. im Reformhaus – auch den Frischpflanzenpresssaft. Hier finden sich die Inhaltsstoffe in noch weitaus konzentrierterer Form als im Tee. Der Pflanzensaft ist gut für eine Kur geeignet (z. B. in Buttermilch eingerührt), zur unter-

stützenden Therapie bei rheumatischen Beschwerden und zur Verbesserung der Harnausscheidung (Wegener 2009). Auch der Schönheit kommt diese Kur zugute: Durch die Einnahme von Brennnessel- und Löwenzahnsaft über 6 Wochen wird die Haut feuchter und elastischer, wie eine Studie zeigte (Schmid et al. 2001). Etwas besser schmecken die Pflanzensäfte in Kombination mit Buttermilch und pürierter Banane als Smoothie.

■ ■ Besondere Hinweise und Infos

Die Brennnessel ist eine der besten und wichtigsten einheimischen Heilpflanzen (Fintelmann et al. 2017, S. 259). Sie insbesondere für Frauen von Bedeutung, vereinigt sie doch alle Inhaltsstoffe, die gerade bei Frauenbeschwerden von Vorteil sind.

Die Brennnessel enthält eine Reihe von Inhaltsstoffen, welche sich hervorragend ergänzen: dazu zählen im Kraut (den oberirdischen Teilen) bis zu 20% Mineralstoffe (Kieselsäure, Kalium, Kalzium, Eisen), außerdem Acetylcholin, ungesättigte Fettsäuren, Caffeolychinasäuren und Chlorophyll. Das Kraut enthält 3-mal so viel Vitamin C wie Petersilie, Kieselsäure und Farbstoffe (Flavonoide) – der Tee ist intensiv gelblich-grün. Die Brennnessel wirkt durch das Kalium harntreibend, außerdem entzündungshemmend. Sie führt Mineralien zu, insbesondere Eisen, und unterstützt damit die Blutbildung. In den Brennhaaren ist zum einen Kieselsäure enthalten – gut für Haare, Nägel und Haut –, zum anderen das Gewebshormon Histamin, aber auch pflanzliche Säuren, durch welche der Brenneffekt zustande kommt. Ursel Bühring weist in ihrem Praxis-Lehrbuch der modernen Heilpflanzenkunde darauf hin, dass die verstärkte Harnausscheidung auf einer osmotischen Wirkung durch den hohen Mineralgehalt (Kalium) beruht und nur in Verbindung mit reichlich Flüssigkeit zur Wirkung kommt (Bühring 2009, S. 324).

Da Brennnesselblätter auch Eisen enthalten, werden damit wichtige Baustoffe für die Bildung von roten Blutkörperchen geliefert. Die roten Blutkörperchen, auch als Erythrozyten bezeichnet, enthalten den roten Blutfarbstoff Hämoglobin und verleihen dem Blut seine Farbe. Entsprechend ist Blässe der Haut und Schleimhäute eines von mehreren Symptomen einer Anämie.

■ ■ Frauengesundheit/Frauenwissen

Gute Erfahrungen, speziell für Frauen, wurden von der Heilpraktikerin Natascha von Ganski gemacht bei Blutarmut infolge von verlängerten Blutungen (Menorrhagie) oder Myomen; in der Volksmedizin ist der Einsatz zur allgemeinen Kräftigung und zur Förderung der Milchbildung bekannt.

Maria Treben, Autorin des außerordentlich populären Gesundheitsratgebers *Gesundheit aus der Apotheke Gottes*, der ab den 1980er Jahren eine Auflage von 8 Millionen erzielte, lobte die Brennnessel in den höchsten Tönen: «Die Brennessel ist unsere beste blutreinigende und gleichzeitig blutbildende Heilpflanze» (Treben 1980, S. 14). Auch Sebastian Kneipp schrieb: «Die Brennnessel ist die verachtetste unter den Pflanzen … hat in der That für Kenner den größten Wert.» Bedacht werden muss dabei, dass in der traditionellen Naturheilkunde das Blut eine weitaus fundamentalere Bedeutung hatte als heute, entsprechend wurde Heilpflanzen, die das Blut aufbauen, ein höherer Stellenwert beigemessen.

Ursel Bühring empfiehlt Brennnesselwasser: «Eine 2-Liter-Schale mit kaltem Wasser füllen, mit frischen Brennnesseltrieben bedecken, 2 Stunden ziehen lassen, abgießen

und über den Tag verteilt trinken oder zur Nahrungszubereitung mitverwenden»
(Bühring 2009, S. 324).

Die Brennnesselwurzel hat eine etwas andere Zusammensetzung als die oberirdischen Teile, sie wird gegen Prostata-Beschwerden eingesetzt und ist eine wichtige Heilpflanze für die Männergesundheit – auch für Frauen gut zu wissen.

▪▪ Nebenwirkungen, Gegenanzeigen und Interaktionen

Keine Anwendung bei Ödemen infolge eingeschränkter Herz- und Nierentätigkeit. Auch in der Schwangerschaft sollte vorsichtshalber auf die Einnahme verzichtet werden.

Brottrunk

▪▪ Wirkung
- Aufbau der Bakterienflora im Darm

Anwendungsgebiete
- Innerlich
  - Darmträgheit
  - Aufbau der Darmflora
  - Beschwerden in den Wechseljahren
  - Unerfüllter Kinderwunsch
  - Migräne
- Äußerlich
  - Hautpflege
  - Pflege rauer Hände
  - Scheidenpilz (*Candida*-Infektion)

▪▪ Sie benötigen
- Kanne Brottrunk (Reformhaus, Bioladen, Internet)

In der russischen Volksmedizin gibt es den Brottrunk Kwas

▪▪ Durchführung

Einnahme nach Packungsbeilage, Kanne Brottrunk kann gut mit Apfelsaft gemischt werden.

Äußerlich bei Scheidenpilz: Tampons mit Kanne Brottrunk tränken.

▪▪ Besondere Hinweise und Infos

Brottrunk ist ein kommerzielles Produkt. Dennoch wurde es in diesen Ratgeber aufgenommen, da ihn die Gynäkologin Prof. Dr. Ingrid Gerhard bei den unterschiedlichsten Beschwerden von Frauen empfiehlt. Brottrunk (Kanne) enthält Milchsäurebakterien, Enzyme, Aminosäuren, Vitamine und Mineralstoffe.

Kanne Brottrunk bietet nur eine Möglichkeit, die Darmflora aufzubauen und die heilsame Wirkung von Milchsäurebakterien zu nutzen. Alternativ kommen milchsauer vergorene Gemüse infrage oder auch effektive Mikroorganismen.

Das Ziel ist immer, die Darmflora aufzubauen und nachfolgend Beschwerden zu lindern oder zu beseitigen, die im Zusammenhang mit einem nichtintakten Darmmilieu stehen.

▪▪ Frauengesundheit/Frauenwissen

Frau Prof. Dr. Ingrid Gerhard empfiehlt die Einnahme von Kanne Brottrunk bei unerfülltem Kinderwunsch, in den Wechseljahren und bei Migräne sowie als äußerliche Anwendung bei Scheidenpilz (Gerhard 2014). Traditionell war hier oft Joghurt empfohlen worden. Davon ist allerdings abzuraten.

▪▪ Nebenwirkungen, Gegenanzeigen und Wechselwirkungen

Weizenallergie oder -unverträglichkeit.

Ein Glas Wasser trinken

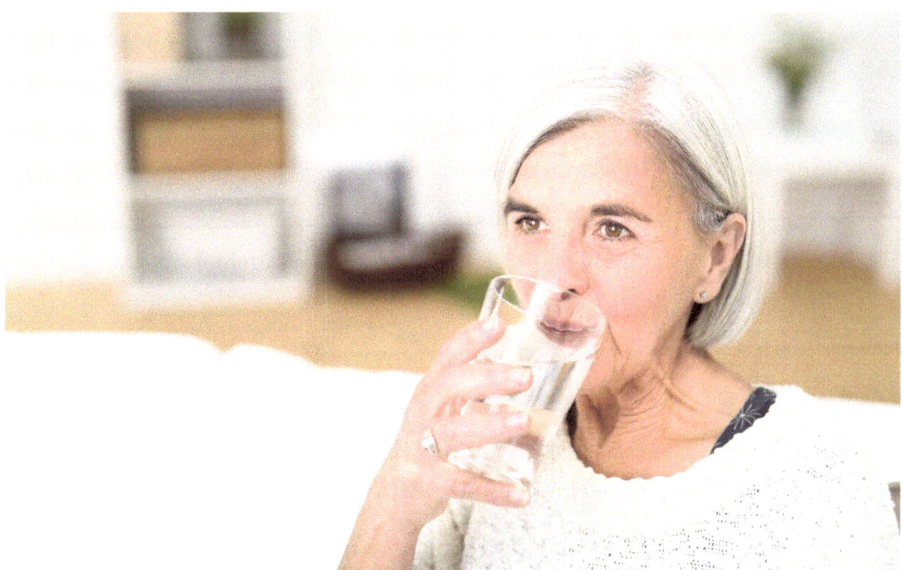

◨ **Abb. 6** Gerade im weiter fortgeschrittenen Alter ist es wichtig, Wasser zu trinken (© contrastwerkstatt/stock.adobe.com)

▪▪ Wirkung

- Macht den Darminhalt weicher und geschmeidiger
- Wasser am Morgen «weckt den Darm». Es wirkt als mechanischer Reiz auf den Darm und regt damit die Verdauung an
- Befeuchtet die Schleimhäute
- Insbesondere wenn (wie häufig bei Frauen) zu wenig getrunken wird, kann durch Trinken das Blutvolumen aufgefüllt werden. Das Blut wird etwas verdünnt, und dies verbessert die Durchblutung

Anwendungsgebiete
- Kopfschmerzen
- Schwindel
- Niedriger Blutdruck
- Müdigkeit
- Erschöpfung
- Schwächeattacken
- Darmträgheit

■ ■ Sie benötigen
Ein Glas lauwarmes Wasser (150–200 ml)

■ ■ Durchführung
Ganz einfach: langsam trinken. Die größte Wirkung im Sinne einer Anregung der Darmtätigkeit wird erzielt, wenn man morgens auf nüchternen Magen ein Wasser trinkt.

■ ■ Besondere Hinweise und Infos
Nach dem Ayurveda sollte das Wasser 10 Minuten gekocht haben. Dadurch sollen die im Wasser gelösten Stoffe, z. B. Kalk, auskristallisieren oder verdampfen, damit das Wasser noch leichter von den Schleimhäuten aufgenommen werden kann. Nach den Regeln des Ayurveda wird das Wasser lauwarm getrunken.

Es gibt andere Empfehlungen, gerade bei Darmträgheit auf nüchternen Magen ein Glas kaltes Wasser zu trinken, da der Kaltwasserreiz die Darmmotorik anrege (Rubin 2011, S. 105).

Wenn Sie auch noch etwas Gutes für Ihre Leber tun möchten, dann geben Sie einen Schuss Zitronensaft in das Wasser. Nach dem Verständnis der TCM (traditionelle chinesische Medizin) ist der saure Geschmack dem Funktionskreis Leber zugeordnet.

■ ■ Frauengesundheit/Frauenwissen
Der iranische Arzt F. Batmanghelidj (der seine Erfahrungen mit der Heilkraft des Wassers v. a. als Gefängnisarzt gemacht hat) bringt in seinem Buch *Sie sind nicht krank, Sie sind durstig! Heilung von innen mit Wasser und Salz* (Batmanghelidj 2016) auch typische Frauenbeschwerden in Verbindung mit Durst oder mangelnder Wasseraufnahme: Autoimmunerkrankungen, Migräne, rheumatoide Arthritis, Osteoporose, Depression, chronische Müdigkeit.

Als genereller Hinweis darauf, ob genug getrunken wird, eignet sich die Selbstkontrolle des Urins: Ist der Urin dunkelgelb, sollte mehr getrunken werden. Dies gilt für junge Mädchen (Schulalltag), wenn man viel unterwegs ist, v. a. aber auch im Alter. Häufig trinken alte Menschen zu wenig, nicht zuletzt dann, wenn eine Blasenschwäche zu plötzlichem Harndrang führt und man sich ungerne in derartige Situationen begibt. Dennoch ist es günstiger, dem mit Beckenbodengymnastik (und möglicherweise auch den vielen Hilfsmitteln, die es für Inkontinenz gibt) entgegenzuwirken, als zu wenig zu trinken.

Übrigens   Auch pubertierenden Töchtern, die zur Kreislaufschwäche neigen, sollte als erstes ein Glas Wasser angeboten werden. Ebenso bei großer Aufregung oder in Schockmomenten.

▪▪ Nebenwirkungen, Gegenanzeigen und Wechselwirkungen

Jahrelang wurde generell empfohlen, viel zu trinken. Davon ist man in Fachkreisen heute wieder etwas abgekommen, denn eine zu hohe Trinkmenge kann den Körper auch belasten. Ebenso ist Wasser nicht das von verschiedenen Autoren wie Batmanghelidj postulierte Allheilmittel. Dennoch ist das Trinken von Wasser in vielen Fällen eine sinnvolle Maßnahme.

Fenchel, innerlich

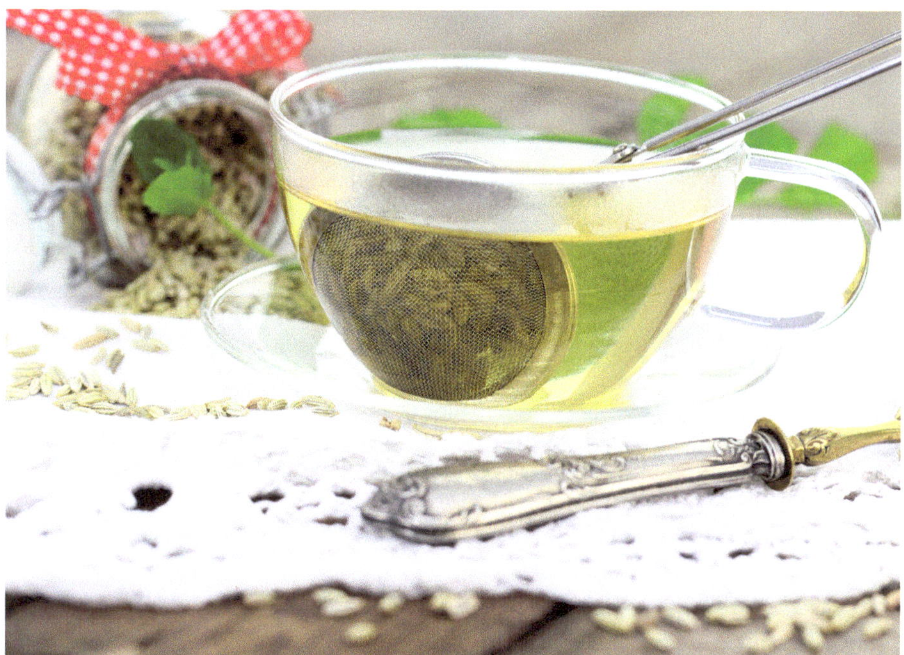

▣ Abb. 7   Fencheltee ist nicht nur etwas für Säuglinge, sondern in jedem Alter hilfreich (© Printemps/stock.adobe.com)

Bei Fenchel denken die meisten Menschen nur an den Fencheltee für Säuglinge. Doch Fencheltee «kann» noch viel mehr. Er ist ein hervorragender Alltagstee und ein angenehmer Bestandteil von Teemischungen.

▪▪ Wirkung

- Sekretlösend
- Krampflösend
- Verdauungsfördernd, allgemeine Harmonisierung der Drüsentätigkeit
- Appetitanregend, Steigerung der Magensaftsekretion
- Galleflussanregend
- Östrogenähnlich
- Anregende Wirkung auf die Schleimhaut in den Atemwegen: der Heraustransport von Schleim über die Flimmerhärchen wird verbessert
- Schmerzstillend
- Beruhigend, entspannend, blähungshemmend

Anwendungsgebiete

- Innerlich
    - Katarrhe der oberen Luftwege – hier wird Fenchel besonders in der Kinderheilkunde als mildes schleimlösendes Mittel eingesetzt
    - Als Mittel gegen Blähungen, insbesondere bei Säuglingen und Kleinkindern
    - Dyspeptische Beschwerden wie leichte, krampfartige Magen-Darm-Beschwerden, Völlegefühl, Blähungen
    - Durststiller
    - Anregung der Milchbildung
    - Zur unterstützenden Behandlung bei leichten Menstruationskrämpfen
    - Unterstützend bei Wechseljahresbeschwerden (wenn «die Mitte fehlt»)
    - Unterstützend bei Schlafstörungen im Alter
    - Sehr gutes Brotgewürz
- Äußerlich
    - Als wässriges Destillat in Augen- und Gurgelwässern
    - Beispielsweise als Gesichtsdampfbad (wichtig: grob zerkleinern!)
    - Als ätherisches Öl in einer Ölmischung mit fettem Öl bei Bauschmerzen, Koliken und Blähungen

▪▪ Sie benötigen

Fenchelfrüchte (Apothekenqualität)

▪▪ Durchführung

Die Fenchelfrüchte («Fenchelsamen») sollten, wie alle Früchte, die ätherische Öle enthalten, vor der Anwendung als Tee zerstoßen werden, damit das ätherische Öl freigesetzt werden kann. Dies kann der Apotheker für Sie übernehmen, Sie sollten dann aber den Tee bitte gut verschlossen aufbewahren und möglichst rasch verbrauchen. Ansonsten im Mörser oder in einer kleinen Kaffeemühle anstoßen. Es ist erstaunlich, wie viel aromatischer ein Tee mit angestoßenen Fenchelfrüchten im Vergleich zu einem Tee mit ganzen Fenchelfrüchten ist.

1 TL auf eine große Tasse Wasser. Mit kochendem Wasser überbrühen, zugedeckt 10 Minuten ziehen lassen. Die Dosierung kann je nach Bekömmlichkeit angepasst werden. Sehr gut kann Fenchel auch mit anderen Teedrogen gemischt werden.

Interessant zu wissen   Fencheltee kann auch äußerlich zur Spülung der Augen verwendet werden. Dieses Augenbad wird eingesetzt bei müden oder trockenen Augen, es wirkt beruhigend. Sie benötigen einen hochwertigen Fencheltee in Beutelform (Apotheke); Zubereitung nach Packungsanleitung. Der Tee wird etwas abgekühlt und dann in eine Augenbadewanne oder einen sauberen Eierbecher gegeben. Fenchelwasser gibt es auch in der Apotheke zu kaufen. Keine Anwendung bei Allergien gegen Fencheltee.

> Hinzuweisen ist an dieser Stelle darauf, dass auf eine Augenspülung mit Kamillentee verzichtet werden soll. Kamille wirkt schnell austrocknend, außerdem können die feinen gelben Röhrenblüten im Tee verbleiben, wenn dieser nicht richtig abgefiltert wird, und dann die Bindehaut reizen.

▪▪ Besondere Hinweise und Infos

Die Früchte des Fenchels enthalten v. a. ätherisches Öl, dessen Hauptbestandteil zu über 90% aus dem nach dem Fenchel benannten Fenchon besteht. Daneben enthalten sie fettes Öl (daher auch die Empfehlung, sie für das Gesichtsdampfbad zu verwenden), Farbstoffe (Flavonoide) und die vom Waldmeister bekannten Cumarine (typischer Geruch). Das ätherische Öl wirkt v. a. krampflösend, es regt die Verdauungstätigkeit und allgemein die Körpersäfte an.

Interessant in der Pflanzenbetrachtung ist auch der Blick der Signaturenlehre, der die inhaltsstoffbasierte Phytopharmakologie ergänzt. *Signum* ist das lateinische Wort für Zeichen. Hinter der Signaturenlehre steht die Vorstellung, dass sich in den besonderen Merkmalen der Pflanze, in Form, Farbe, Geruch, Standort etc. ein geheimes Zeichen, eben ein *Signum* verbirgt. Dieses Zeichen verweist auf ähnlich gestaltete Teile des menschlichen Organismus als Zielorgan und leitet somit den Kundigen zur rechten Anwendung. Die Vorstellung derartiger Analogien als therapeutisches Konzept geht bis in die Antike zurück. Mit dem Aufkommen des Christentums und der mittelalterlichen Klostermedizin wurde sie jedoch – maßgeblich von Paracelsus – als Teil des göttlichen Schaffensplans verstanden. So schreibt er: «Gott hat seine Macht in Kräutern gegeben, in Stein gelegt, in die Samen verborgen, diesen sollen wir sie entnehmen, in ihnen sollen wir sie suchen.» (Paracelsus 1942, S. 178).

Fenchel gehört zu den Doldengewächsen (wie u. a. auch Kümmel, Anis, Liebstöckel, Dill, Möhre, Petersilie. Umbelliferen werden die Doldenblütler in der Botanik genannt, von *umbra* – der Schirm (wörtlich übersetzt: Schirmträger). Tatsächlich sehen die Blütenstände aus wie aufgespannte Schirme – die vielen Blütenstiele haben einen gemeinsamen Austrittspunkt am meist hohlen Stängel. Dieses Gebilde wird als Dolde bezeichnet. Während die Einzelblüten meist unscheinbar sind, kennzeichnet die Blätter dieser Familie eine ausgesprochene Vielfalt: Sie sind gekerbt, gezähnt, zerteilt bis hin zu extrem aufgelösten und feinen Blattstrukturen bei Fenchel oder Dill.

In der Signaturenlehre wird dieses wie folgt interpretiert: Die Doldenform in Verbindung mit den hohlen Stängeln erinnert an die Milchdrüsen in der weiblichen Brust (Tatsächlich besteht der Milchbildungstee für Wöchnerinnen vorrangig aus Doldenblütlern – Anis, Kümmel, Fenchel). Die sich immer weiter verzweigende Blattstruktur setzte man in Beziehung zu im Körper existierenden hohlen Gängen wie den Gefäßen, v. a. aber dem Bronchialbaum.

▪▪ Frauengesundheit/Frauenwissen

Hildegard von Bingen (1098–1179), Äbtissin, Mystikerin und Universalgelehrte, die im 12. Jahrhundert lebte und ihrer Zeit weit voraus war, wies in ihrer Heilkunde und Ernährungslehre dem Fenchel eine herausragende Rolle zu und empfahl ihn als Gemüse und Tee für die tägliche Ernährung, da er ein «frohmachendes, verdauungsförderndes Mittel» sei und «den Menschen lustig und froh macht, ihm eine schöne Gesichtsfarbe, guten Körpergeruch und eine gute Verdauung» schenke (zitiert in Strehlow 2009, S. 45). Insbesondere nach dem Verzehr von gebratenem Fleisch oder Fisch fördere er die Verdauung und unterdrücke üblen Mundgeruch. Zudem empfiehlt sie bei Kopfschmerzen Fenchel, da dieser «feucht» sei und die Wirkung der eingetrockneten Säfte mildere. An anderer Stelle beschreibt sie ihn als wärmend, mild und befeuchtend. Die Hildegard-Medizin empfiehlt Fenchel in allen Formen: als Tee, Gemüse, Tabletten, insbesondere bei Sodbrennen und Aufstoßen, er beseitige «Schwarzgalle» und neutralisiere Gallensäuren.

Im Ayurveda und in der traditionellen chinesischen Medizin (TCM) hat Fenchel einen ähnlichen Stellenwert. Der Ayurveda beschreibt ihn als süß, «hirntonisch», augentonisch und den Verstand schärfend, auswurffördernd, milchbildend, diuretisch, menstruationsfördernd, samenbildend, aphrodisiatisch, fiebersenkend, schweißtreibend und blutreinigend (Zoller u. Nordwig 1997), in der TCM wird der Fenchel dem Element «Erde» zugeordnet, und ihm werden wärmende Eigenschaften zugeschrieben.

Im orientalischen Raum besteht die Tradition, dass die jungen Mütter nach einer Entbindung 40 Tage lang Fenchel auf Brot essen (Kerckhoff u. Contentin-El Masri 2016).

Nicht nur Säuglinge erhalten Fencheltee oft als ersten Tee, beliebt und bewährt ist er auch im hohen Alter, hier z. B. bei an Demenz erkrankten Personen. So riet Ursel Bühring, Gründerin der Freiburger Heilpflanzenschule, angestoßene Fenchelsamen in Schlafkissen für Demenzpatienten einzunähen – nicht zuletzt deshalb, um sie an den Duft der Kindheit zu erinnern.

Fenchelöl wird in der Aromatherapie verwendet. Ihm wird zugeschrieben, zu beruhigen und zu entspannen, das Denken und Fühlen zu verbinden, den Kopf und den Bauch. Andere Autoren setzen Fenchelöl (und das geht auch beim Tee) in Stress- und Belastungszeiten ein. Durch die leicht östrogenartige Wirkung des im ätherischen Öl enthaltenen Anethols bietet sich der Einsatz insbesondere in den Wechseljahren an. Auch hier ist an Fencheltee bzw. Fencheltabletten zu denken.

▪▪ Nebenwirkungen, Gegenanzeigen und Wechselwirkungen

Vereinzelte allergische Reaktionen.
Tee: keine Kontraindikationen, aber kein übermäßiger Genuss in der Schwangerschaft. Einnahme im Wochenbett in Absprache mit der Hebamme. Es sollte nicht auf eigene Faust ein Milchbildungstee (Fenchel, Anis, Kümmel, Brennnesselkraut) getrunken und der Milchfluss angeregt werden, wenn die Milch gut fließt.
Fenchelöl: nicht in der Schwangerschaft, bei Säuglingen und Kleinkindern.

Fichtennadelsirup

▪▪ Wirkung
- Sekretolytisch
- Hyperämisierend
- Schwach antiseptisch (Kommission E 1985)

Anwendungsgebiete
Katarrhalische Erkrankungen der oberen und unteren Luftwege

▪▪ Sie benötigen
- 500 g frische Fichtentriebe
- 1 l Wasser
- 1 kg Zucker

▪▪ Durchführung
Im Frühjahr, wenn die Fichten neu austreiben, werden die frischen hellgrünen, noch weichen Triebe von den Ästen abgepflückt. (Sie können auch die Triebe von Tannen nehmen, aber Vorsicht, Eiben sehen ähnlich aus und sind giftig!) Pflücken Sie Triebe von mehreren Bäumen, um die einzelnen Bäume zu schonen.

Die Triebe kurz waschen, in einen weiten Topf legen und das Wasser zugeben. Die Triebe sollten mit Wasser bedeckt sein. Geben Sie etwas mehr Wasser dazu, wenn das nicht der Fall sein sollte. Alles zusammen aufkochen und zugedeckt über Nacht ziehen lassen.

Seihen Sie am nächsten Tag die Fichtennadeln durch ein Mulltuch ab und drücken Sie sie gut aus. Die Fichtentriebe werden verworfen. Das Fichtenwasser messen/wiegen Sie nun ab, gießen es wieder in den Topf und geben genauso viel Zucker dazu.

Nun wird das Ganze nochmals gekocht, bis der Zucker aufgelöst ist. Danach leicht köcheln lassen, bis die Masse dickflüssig wird (der fertige Sirup sieht dunkel rötlich bis braun aus), und dann in heiß ausgespülte, saubere Gläser mit Schraubverschluss füllen (z. B. Honig- oder Marmeladengläser).

2 Wochen in den verschlossenen Gläsern reifen lassen, dann ist der Fichtennadelirup gebrauchsfertig.

▪▪ Besondere Hinweise und Infos
Fichtennadelsirup ist sehr aromatisch. Sie können ihn entweder teelöffelweise einnehmen oder in den Tee geben.

▪▪ Frauengesundheit/Frauenwissen
In Zeiten, in denen Erkältungen umgehen, kann der Sirup sehr gut in den auf Trinktemperatur abgekühlten Tee oder in warme Milch gegeben oder zum Aromatisieren von Süßspeisen und Gebäck verwendet werden.

■■ Nebenwirkungen, Gegenanzeigen und Wechselwirkungen

Fichtennadelsirup hilft gut beim Lösen von Schleim und wirkt durchblutungsfördernd. Er soll allerdings bei Keuchhusten und Asthma bronchiale nicht angewendet werden, da Krämpfe der Bronchien verstärkt werden können.

Flohsamenschalen, innerlich

■■ Wirkung

- Stark quellend in Flüssigkeit. Flohsamenschalen können das 40-Fache ihres Gewichts an Wasser binden (ganze Flohsamen das 15-Fache)
- Mit ausreichend Flüssigkeit (!) kann das Stuhlvolumen vergrößert werden, dadurch wird der Darm gedehnt und der Weitertransport durch den Darm (Peristaltik) angeregt

Anwendungsgebiete
- Darmträgheit
- Hämorrhoiden, Analfissuren oder operative Eingriffe, um das Absetzen des Stuhls zu erleichtern
- Entzündliche Darmerkrankungen, z. B. Colitis ulcerosa oder Morbus Crohn
- Divertikulose
- Vorbeugend gegenüber Darmkrebs, da der Darminhalt schneller weitertransportiert wird
- Unterstützend zur Senkung des Cholesterinspiegels
- Bei Durchfall (hier wenig Wasser zugeben)

■■ Sie benötigen

Flohsamenschalen (aus Bioladen, Drogeriemarkt oder Apotheke)

■■ Durchführung

Rühren Sie die Flohsamenschalen (ca. 1 TL) in einem Glas Wasser (oder einer anderen Flüssigkeit, aber nicht in Milch) ein und trinken Sie rasch 2 Tassen Wasser nach, mindestens 250 ml.

■■ Besondere Hinweise und Infos

Flohsamen heißen Flohsamen, weil sie aussehen wie kleine Flöhe. Sie gehören zur Familie der Wegeriche und sind z. B. mit dem heimischen Spitzwegerich verwandt. Verwendet werden in der Regel nur die Samenschalen, da diese die wichtigen Quellstoffe enthalten. Dabei handelt es sich zum einen um neutrale Schleime, die kolloidale Lösungen bilden, zum anderen um saure Schleime, die Gele bilden. Diese Lösungen und Gele wirken beruhigend auf eine irritierte Schleimhaut und haben nicht zuletzt durch Bindung von Gallensäuren und Cholesterin einen günstigen Einfluss auf die Blutfettwerte.

Die Wirkung tritt etwa nach 12 Stunden ein, daher ist es ratsam, die Flohsamenschalen abends einzunehmen. Zu Beginn der Selbstbehandlung kann es einige Tage bis eine Woche dauern, bis sich eine Wirkung zeigt.

Im Gegensatz zu Weizenkleie erzeugen Flohsamen typischerweise keine Blähungen, und im Gegensatz zu Leinsamen haben sie kaum Kalorien.

Für die Indikationen Colitis ulcerosa, Morbus Crohn, Kurzdarmsyndrom und HIV-assoziierter Durchfall werden Flohsamen von der gesetzlichen Krankenversicherung erstattet.

In der Apotheke gibt es ganze oder auch gemahlene Indische Flohsamenschalen mit Apfel- und Orangengeschmack (Fertigarzneimittel).

▪▪ Frauengesundheit/Frauenwissen

Flohsamenschalen können den Stuhlgang erleichtern in der Schwangerschaft, nach einer Entbindung, bei Dammriss oder Dammnaht, außerdem bei Hämorrhoiden oder Analfissuren. In der Schwangerschaft sollte, gerade wenn im letzten Drittel die Gefahr vorzeitiger Wehen besteht, sehr vorsichtig mit allen abführenden Maßnahmen verfahren werden.

Interessant zu wissen In der veganen Küche sind Flohsamenschalen wegen der beschriebenen Quellstoffe eine willkommene Zutat, um Speisen zu binden.

▪▪ Nebenwirkungen, Gegenanzeigen und Wechselwirkungen

- Aus der enormen Quellfähigkeit ergibt sich auch das größte Problem bei der Anwendung von Flohsamen und Flohsamenschalen: wenn man nicht ausreichend trinkt, wirken sie verstopfend oder können im schlimmsten Fall verklumpen und dann in den Darmaussackungen hängenbleiben oder sogar zu einem Darmverschluss führen.
- In jedem Fall muss viel Wasser nachgetrunken werden (keine Milch, darin quellen die Flohsamen nicht); bleibt dies bei einer bereits bestehenden Darmträgheit aus, so verdickt sich der Stuhl weiter.
- Bei Divertikeln, Speiseröhrenverengung und drohendem Darmverschluss dürfen keine ganzen Leinsamen oder Flohsamen eingenommen werden!
- Als Nebenwirkungen treten selten allergische Reaktionen auf.
- Medikamente sollen bis zu 2 Stunden vor oder nach der Einnahme von Flohsamen oder Flohsamenschalen eingenommen werden, sie werden sonst absorbiert.
- Keine Einnahme bei gleichzeitiger Therapie mit Cumarinen, Antidiabetika oder Herzglykosiden.
- Keine Anwendung bei schwer einstellbarem Diabetes.

Fußbad mit Kräutern

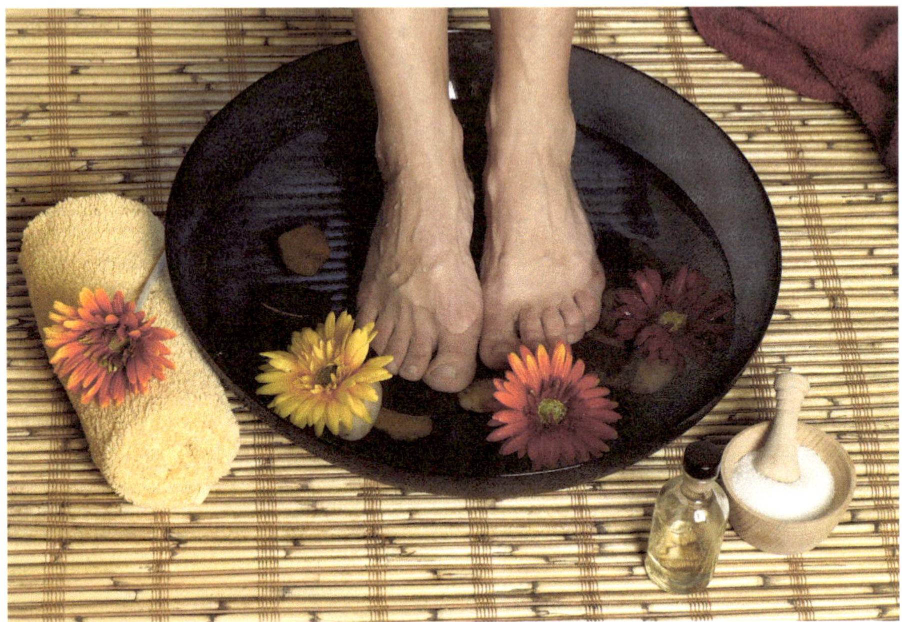

Abb. 8   Ein Fußbad ist sehr viel leichter in den Alltag zu integrieren als ein Vollbad (© Matthias Stolt/ stock.adobe.com)

▪▪ Wirkung
- Entsäuernd
- Entspannend

Anwendungsgebiete
- «Resteverwertung» von Kräutertee
- Entgiftung und «Ausleitung»

▪▪ Sie benötigen
- Eine Fußwanne, geeignet ist eine große Plastik-Spülschüssel
- Kräutertee
- Heißes, nicht mehr kochendes Wasser

▪▪ Durchführung
Ein Fußbad ist eine hervorragende Möglichkeit, Kräutertee, den man eigentlich trinken wollte, aufzubrauchen. Legen Sie ein Handtuch und einen schönen Fußbalsam bereit. Füllen Sie die Wanne mit heißem Wasser, geben Sie den Tee-Rest dazu und gießen Sie kühles Wasser nach, bis eine angenehm warme Temperatur vorliegt.

Wenn Sie Kräuter separat oder zusätzlich aufbrühen, so ist es eine Möglichkeit, einen Tee aus 3–4 EL Kräutern zuzubereiten (mit 500 ml heißem, nicht mehr kochendem Wasser überbrühen, zugedeckt 5–10 Minuten ziehen lassen) und ihn dann dem Wasser zuzugeben.

Badedauer: 10–15 Minuten.

■■ Besondere Hinweise und Infos

Es wäre optimal, sich für das Fußbad zurückzuziehen und voll und ganz zu entspannen. Wenn das im modernen Frauenalltag nicht machbar ist, ist die Durchführung selbstredend auch vor dem Fernseher, beim Kartoffelschälen oder am Schreibtisch erlaubt!

Sie können statt eines aufgebrühten Tees natürlich auch einen Schuss Ihrer Lieblingsbademilch (Rose, Lavendel, Rosmarin) dazugeben. Dies ist besonders praktisch in der Anwendung.

■■ Frauengesundheit/Frauenwissen

Frauen sind pragmatisch – und genau das zeichnet auch die Ratgeber von Frauen für andere Frauen aus. Ein typisches Zitat mit geradezu historischem Wert zum Kräutersäckchen für Kräuterbäder stammt von Stefanie Faber: Zunächst empfiehlt sie, für ein Vollbad (und das ginge auch für ein Fußbad) Kräuter in ein Leinen- oder Synthetik-Säckchen zu füllen, dieses mit einer Schnur zuzubinden und in die trockene Badewanne zu legen. Dann wird heißes Wasser eingelassen, bis die Wanne voll ist. Wenn man selbst in die Wanne steigt, wird das Säckchen ausgedrückt, am Wasserhahn aufgehängt, sodass es weiterhin im Wasser hängt, und immer wieder ausgedrückt. Hierzu schreibt sie: «Das Kräutersäckchen nach dem Bad auszuschütten und zu reinigen, wäre eine mühsame, überflüssige Arbeit. Verwendet man statt des Säckchens einen ausgedienten Perlonstrumpf, kann man das ganze Päckchen nach dem Bad wegwerfen» (Faber 1974, S. 175).

■■ Nebenwirkungen, Gegenanzeigen und Wechselwirkungen

Wie bei jeder Heilpflanzenanwendung: allergische Reaktionen.

Fußbad mit Natron/Backpulver

■■ Wirkung

- Entsäuernd
- Entspannend

Anwendungsgebiete

- Fußpflege
- Stoffwechselentlastung und «Ausleitung»

▪▪ Sie benötigen

- Eine Fußwanne, geeignet ist eine große Plastik-Spülschüssel
- Basenpulver
- Natron
- Backpulver (nicht dasselbe wie Natron, aber als einfache Variante mit etwas, das man im Haus hat, auch durchzuführen)

▪▪ Durchführung

Füllen Sie die Wanne mit warmem Wasser und geben Sie 1 Tütchen Natron (3–4 EL) dazu, alternativ 2 Beutel Backpulver. Natron (Natriumhydrogenkarbonat oder Natriumbikarbonat oder doppeltkohlensaures Natron) entspricht dem amerikanischen *baking soda*, hat also eine etwas andere Zusammensetzung als Backpulver; basisch wirken aber beide Zusammensetzungen. Dann das Bad 20–30 Minuten genießen, Füße abtrocknen, eincremen.

▪▪ Besondere Hinweise und Infos

Natron ist ein basisch wirkendes Pulver, das Säuren bindet und neutralisiert. Im Handel wird Natron von verschiedenen Herstellern angeboten (die folgenden Tipps stammen aus dem Beiheft zum bekanntesten Produkt). Natron wird als Allrounder im Haushalt eingesetzt: Es macht kalkhaltiges Wasser weicher, Gurkensalat und Kaffee bekömmlicher, bindet Gerüche in Thermoskannen, auf Schneidebrettern und im Kühlschrank.

Basische Bäder sind eine probate Methode, um zu entsäuern. Über die Haut werden die Mineralstoffe aus Basenpulvern aufgenommen, und diese binden Säuren, die sich im Körper angesammelt haben. Zur Frage, ob und in welchem Umfang diese Säuren den Stoffwechsel belasten und Krankheiten begünstigen, gibt es unterschiedliche Vorstellungen.

Das Fußbad stellt eine moderate Form der Entsäuerung dar. Basische Vollbäder sind Anwendungen mit einem tiefergehenden Effekt, bei denen es auch zu Anwendungsfehlern kommen kann und die möglichst therapeutisch begleitet werden sollten. Besonders wichtig ist es, im Vorfeld die Säuren im Organismus beispielsweise durch Heilpflanzentees zu lösen, damit sie dann über die Haut ausgeschieden werden können (Hofmann 2013). Im Teil unseres Buches zum Thema ▶ Beschwerden wird das Fußbad unter ▶ Erschöpfung aufgeführt; allerdings kann es auch zur Gesundheitspflege und zur allgemeinen Vitalisierung durchgeführt werden.

▪▪ Frauengesundheit/Frauenwissen

Das Fußbad mit basischem Zusatz ist eine Anwendung, die sich immer wieder in den Alltag integrieren lässt – vor dem Fernseher, am Schreibtisch, bei Arbeiten am Tisch.

Basenbäder (als Vollbäder) sollen einen günstigen Einfluss auf Haut und Bindegewebe bei Cellulite haben. Die dahinter stehende Vorstellung ist, dass «Schlacken» gelöst werden und das Bindegewebe in seinem Stoffwechsel und in der Ausscheidung angeregt wird. Diese Vorstellung ist nicht ganz einfach nachzuweisen, dennoch scheinen basische Anwendungen in Kombination mit pflanzenbetonter Ernährung, Sport und Massagen (z. B. Selbstmassagen mit Schröpfköpfen) an den Oberschenkeln und am Gesäß auch der Schönheit zugute zu kommen. In der Naturheilkunde hat die Berücksichtigung des Bindegewebes und des interzellulären Raums eine lange Tradition.

▪▪ Nebenwirkungen, Gegenanzeigen und Wechselwirkungen

Auch wenn Natron und Basenpulver zur innerlichen Anwendung empfohlen werden, ist von einer Dauereinnahme insbesondere bei Sodbrennen abzusehen. Bedacht werden muss, dass bei einem Überschuss an Magensäure und deren Rückfluss die Einnahme von Natron nur symptomatisch ansetzt und es viel sinnvoller ist, die Ursachen zu anzugehen. Bei vorübergehendem Sodbrennen z. B. in der Schwangerschaft ist eine Maßnahme, die rein physikalisch arbeitet (Luvos Heilerde ultrafein), sinnvoller als Natron.

Fußbad mit Salz

▪▪ Wirkung

- Wärmt die Füße
- Führt reflektorisch zu einer Mehrdurchblutung von Nasennebenhöhlen und Blase
- Durch ein Salzfußbad wird die Durchblutung in den Füßen, aber auch im Gesamtorganismus angeregt. Dieser durchblutungsfördernde Reiz ist stärker als bei einem warmen oder temperaturansteigenden Fußbad mit Wasser und schwächer als bei einem Vollbad mit Salz, das für den Kreislauf sehr anstrengend sein kann

Anwendungsgebiete

- Traditionell bei Blasenentzündung
- Traditionell bei Infekten der oberen Atemwege und bei Nasennebenhöhlenentzündung
- Unterstützend bei Kopfschmerzen im Rahmen des prämenstruellen Syndroms
- Ein warmes Fußbad kann auch bei kalten Füßen oder bei Schlafstörungen helfen (nach und nach können dann die unteren Extremitäten trainiert werden, ▶ Kalte Dusche/kalte Abwaschung)
- Ein Fußbad mit Salz entsäuert, entlastet, führt Mineralien zu (kein Kochsalz, sondern Mineralsalz)
- Es ist angenehm bei müden Füßen

▪▪ Sie benötigen

- Ein Gefäß, in dem Sie die Füße baden; es sollte so hoch sein, dass das Wasser bis zur halben Wade reicht: geeignet sind spezielle Badebütten, große Eimer, Fensterputzeimer, Plastiktonnen, notfalls ein Eimer pro Fuß, ansonsten eine Fußbadewanne
- 1–2 Handvoll Salz (am besten grobes Meersalz)
- Möglichst ein Badethermometer

▪▪ Durchführung

Heißes Wasser einfüllen (40–42 °C) und Salz dazugeben. Füße 10–15 Minuten baden, abtrocknen.

Wenn Sie den Effekt noch verstärken wollen, führen Sie ein temperaturansteigendes Fußbad durch: Dafür zunächst zwei Thermoskannen mit heißem Wasser (nicht *sehr* heißem!) vorbereiten. Füllen Sie den Eimer zunächst knöchelhoch mit körperwarmem Wasser (möglichst mit Badethermometer) und geben Sie 3 EL grobes Meersalz hinein. Baden Sie die Füße in dem körperwarmen Wasser und gießen Sie nach und nach etwas heißes Wasser nach, sodass die Temperatur allmählich etwas ansteigt (Daher der Begriff «ansteigendes Fußbad»). Wenn Sie zu schwitzen beginnen, wird das Bad abgebrochen, ansonsten beträgt die Badedauer 20–30 Minuten. Danach die Füße abtrocknen, Socken anziehen und mindestens eine Viertelstunde im Bett nachruhen.

▪▪ Besondere Hinweise und Infos

Dieses Fußbad gehört zu den Reiz-Regulations-Verfahren. Es wird ein Reiz gesetzt, der eine körpereigene Reaktion auslösen soll: in diesem Fall sollen der Stoffwechsel und die Durchblutung angeregt werden. Wann das der Fall ist, ist individuell unterschiedlich – darauf kommt es aber an. Wichtig ist es also, zu merken, wann beim Kranken eine Reaktion einsetzt, wann ihm zu heiß wird. Auch der Zusatz von Salz kann zu unterschiedlichen Reaktionen führen – zu krebsroter Haut beim einen, zu keiner Reaktion beim Nächsten. Dies sollte individuell angepasst werden.

▪▪ Frauengesundheit/Frauenwissen

Die Blase «verkühlt» sich schnell. Eine besondere Fernwirkung besteht zwischen den Füßen und der Blase (übrigens auch zwischen den Füßen und der Nasenschleimhaut). Diese Wechselwirkung kann genutzt werden, indem bei Blasenentzündung – oder Infekten der oberen Atemwege, v. a. bei Nasennebenhöhlenentzündung – die Füße erwärmt werden.

Halten Sie zur Vorbeugung von Nasennebenhöhlenentzündungen, v. a. aber auch Blasenentzündungen, die Füße warm. In Zeiten von warmen Fellstiefeln wie den australischen UGG Boots ist dies kein Problem mehr, auch gibt es mittlerweile durchaus vorzeigbare Wollhöschen, Wollstrumpfhosen, Stulpen und sogar Nierenwärmer.

▪▪ Nebenwirkungen, Gegenanzeigen und Wechselwirkungen

Vorsicht ist geboten bei Krampfadern. Hier sollte die Temperatur nicht zu stark ansteigen und das Bad nicht nach oben über die Knöchel hinausreichen.

Gemüsebrühe für Suppenfasten

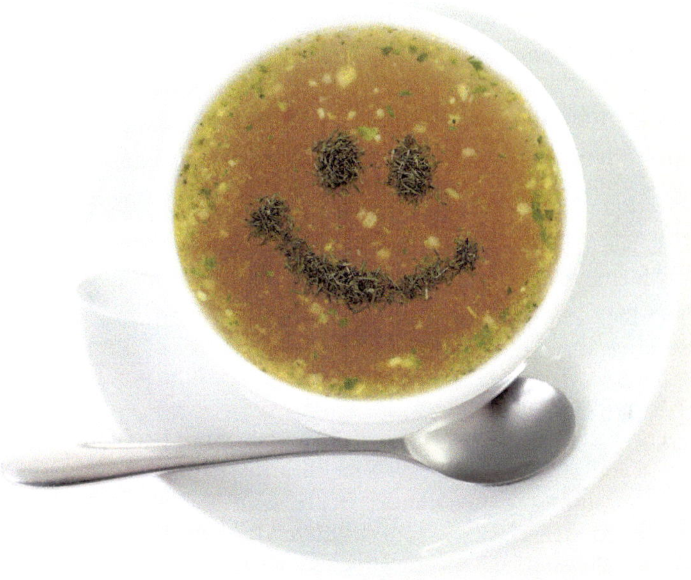

■ **Abb. 9**   Eine hochwertige Gemüsebrühe ist ein schmackhafter, gesunder Snack – und wärmt zudem von innen (© InPixKommunikation/stock.adobe.com)

■ ■ Wirkung

- Ausleitend
- Entsäuernd
- Wärmend
- Flüssigkeit zuführend

Anwendungsgebiete

- Entlastungsmahlzeit
- Entlastungstag
- Frühjahrskur
- Fasten
- Zum Abnehmen
- Für unterwegs, auch als Alternative zu Kaffee oder Tee

▪▪ Sie benötigen

- Gemüse wie Kartoffeln, Karotten, Sellerie, Pastinaken, Möhren, Petersilienwurzel, Lauch, Zwiebeln, Knoblauch
- Vegetarische Gemüsebrühe (Bioladen oder Reformhaus)
- Salz, Pfeffer
- Frische Kräuter

▪▪ Durchführung

Gemüse putzen und kleingeschnitten mit Schale länger kochen (einmal aufkochen, dann ca. 60 Minuten auf kleiner Flamme), dann durch ein Sieb gießen. Die Brühe wird als basenspendendes Getränk verzehrt. Die Gemüse können je nach Verträglichkeit und Vorlieben abgestimmt werden. Günstig ist Wurzelgemüse, da es oft basenreich ist.

Möchte man nicht ganz so reduziert speisen, kann man in die ausgekochte Brühe noch geraspeltes frisches Gemüse geben. Mit frischen Küchenkräutern (Petersilie, Schnittlauch etc.) servieren.

▪▪ Besondere Hinweise und Infos

«Wenn Fasten, dann Fasten, wenn Rebhuhn, dann Rebhuhn» schrieb die wundervolle Teresa von Avila (1515–1582). Nach diesem Motto lässt sich nach dem Sonntagsbraten ein Entlastungstag am Montag einschieben bzw. nach einem üppigen Mittagessen ein Abendessen ersetzen («intermittierendes Fasten») oder im Frühjahr eine «Detox-Woche» einlegen.

Fasten ist eine wichtige und erfolgreiche Therapieform bei zahlreichen chronischen Erkrankungen, die leider viel zu wenig beachtet wird. Die Fastenformen sind außerordentlich unterschiedlich, vielen ist jedoch eine Gemüsebrühe gemeinsam, die auch deshalb hier vorgestellt wird.

▪▪ Frauengesundheit/Frauenwissen

Viele Beschwerden, auch solche, unter denen gerade Frauen leiden, können gut durch Fasten beeinflusst werden. Dazu gehören z. B. chronische Kopfschmerzen und Migräne, chronische Schmerzen des Bewegungsapparats, rheumatische Erkrankungen und Herz-Kreislauf-Erkrankungen. Hier ist es sinnvoll, das Fasten ärztlich begleiten zu lassen (Rampp u. Kerckhoff 2010).

Übrigens   Eine große Gegnerin der übermäßigen Kalorienaufnahme war die russische Ärztin Galina Schatalova (1916–2011). Um den Erfolg ihrer Theorie zu belegen, unternahm sie 1990 mit den von ihr behandelten Patienten einen 500 km langen Fußmarsch durch die Wüste, bei maximaler Aufnahme von 600 kcal (Schatalova 2002).

▪▪ Nebenwirkungen, Gegenanzeigen und Wechselwirkungen

Die Brühe wird in der Regel gut vertragen.

Gesichtsdampfbad mit Kräutern

■ ■ **Wirkung**
- Befeuchtend
- Reinigend
- Entzündungsmindernd, je nach den zugefügten Kräutern

Anwendungsgebiete
- Selbstfürsorge
- Reinigung und Pflege
- Bei unreiner oder trockener Haut

■ ■ **Sie benötigen**
- 1 Handvoll Kräuter
- 1–1,5 l Wasser

Manchmal werden im Überschwang Heilpflanzentees gekauft, die dann doch nicht aufgebraucht werden. Was tun damit? Tees in der Hausapotheke sollten Apothekenqualität haben und nicht länger als ein Jahr aufbewahrt werden, denn Blüten, Blätter und insbesondere Heilpflanzen mit ätherischen Ölen verlieren mit der Zeit ihre Wirkung, selbst wenn sie licht- und luftgeschützt aufbewahrt werden. Ausnahmen bilden hier Rinden und Wurzeln.

Eine sehr gute Möglichkeit, diese Kräuter zu nutzen und Platz für Nachschub zu schaffen, ist ein Kopfdampfbad mit Kräutern. Gut geeignet sind Fenchelfrüchte, Anisfrüchte (die Samen sollten angestoßen werden), Kamillenblüten, Schafgarbenkraut, Ringelblumenblüten, Lindenblüten, Melissenblätter, Pfefferminzblätter, Rosenblätter, Salbeiblätter, Rosmarinblätter, Thymiankraut und Schachtelhalm (Zinnkraut).

■ ■ **Durchführung**
Kommunizieren Sie, dass Sie für eine Viertelstunde ausspannen möchten.

Die Kräuter in eine Schüssel geben, ein Handtuch bereit halten, die Lieblingsmusik einlegen, Wasser kochen und die Kräuter aufgießen. Das Handtuch mit den Händen um das Gesicht fixieren, sodass kein Dampf entweicht. Dafür muss das Handtuch nicht über den ganzen Kopf gezogen werden, es reicht, wenn das Handtuch das Gesicht umrandet und mit den Händen festgehalten wird (das ist wichtig für Frauen, die sich schnell erkälten, denn wenn das Handtuch über den ganzen Kopf gelegt wird, werden die Haare durch den Wasserdampf eher feucht).

Dauer und Temperatur des Gesichtsdampfbades sind abhängig vom Hauttyp. Bei normaler Haut und fettiger oder unreiner Haut kann ein Dampfbad mit heißem Wasser für ca. 5–10 Minuten durchgeführt werden. Bei trockener Haut oder Mischhaut wartet man, bis das Wasser etwas abgekühlt und nur noch warm ist, die Dauer beträgt nur 3–5 Minuten.

Im Anschluss wird die Haut mit kaltem oder lauwarmem Wasser abgewaschen. Sehr gut kann man nun eine Gesichtsmaske auftragen.

■ ■ Besondere Hinweise und Infos

Werden eher bittere Kräuter aufgebraucht, so sollten einige Lavendelblüten, falls vorrätig, dazugegeben werden oder 1–2 Tropfen ätherisches Öl, das zuvor in etwas Milch emulgiert wurde.

■ ■ Frauengesundheit/Frauenwissen

Wollen Sie Heilpflanzen gezielt für die Haut einsetzen, so eignet sich Kamille bei allen Entzündungen und Irritationen, Fenchel ist eine milde Heilpflanze, die insbesondere bei trockener und spröder Haut angezeigt ist, Pfefferminze kann besonders bei fetter, unreiner und großporiger Haut eingesetzt werden, Rosmarin wirkt durchblutungsfördernd und leicht gefäßerweiternd, Lindenblüten haben eine leicht schweißfördernde Wirkung. Melisse wird besonders bei müder, alternder Haut empfohlen und als Gesichtsdampfbad sogar bei Migräne – so schreibt Stephanie Faber, Pionierin in Sachen selbstgemachter Naturkosmetik, in ihrem Klassiker *Das Rezeptbuch für Naturkosmetik*, das 1974 erstmalig erschien. Darin empfiehlt Stephanie Faber sogar ein Gesichtsdampfbad mit Petersilienkraut, das sie als durchblutungsfördernd, entzündungshemmend und beruhigend beschreibt (Faber 1974, S. 145).

■ ■ Nebenwirkungen, Gegenanzeigen und Wechselwirkungen

Beim Gesichtsdampfbad sind in erster Linie allergische Reaktionen zu bedenken. Es versteht sich von selbst, dass unter diesen Umständen kein Dampfbad durchgeführt wird.

Bei bei unsachgemäßer Anwendung (oder Störung durch Familie oder Telefon) kann es möglicherweise zu einer Verbrennung kommen.

Gewürztee bei Erschöpfung

■ ■ Wirkung
- Erwärmend und anregend über die Verdauung

Anwendungsgebiete
- Antriebslosigkeit
- Erschöpfung
- Depressive Verstimmung
- Auch bei Verdauungsstörungen

■ ■ Sie benötigen
- Majorankraut
- Bohnenkraut
- Rosmarinblätter
- Melissenblätter
- Pfefferminzblätter

Zu gleichen Teilen in der Apotheke mischen lassen

▪▪ Durchführung

1 gestr. TL der Mischung mit 150–200 ml kochendem Wasser überbrühen, zugedeckt 5–10 Minuten ziehen lassen, dann abseihen. Trinken nach Bedarf. Gut eignet sich eine Tasse Tee am Vormittag. Zu spät sollte man den Tee nicht mehr trinken, da Rosmarin den Blutdruck anregt.

▪▪ Besondere Hinweise und Infos

Majorankraut, Bohnenkraut und Rosmarinblätter kennt man eher als Küchenkräuter. Sie sind verdauungsanregend und damit stoffwechselanregend über den Gesamtorganismus. Rosmarin wirkt zudem kreislaufanregend. Melissenblätter wirken beruhigend, Pfefferminzblätter erfrischend, zudem regen sie die Gallesekretion an.

▪▪ Frauengesundheit/Frauenwissen

Wenn man also nicht zu Kaffee (Koffein) greifen möchte, kann man sich auch im Gewürzregal in der Küche bedienen und sich mit den Gewürzen eine wärmende und stärkende Tasse Tee aufbrühen!

Die Teemischung stammt von Ursel Bühring, Heilpflanzenschule Freiburg. Sie wurde entwickelt für ein naturheilkundliches Projekt in Zusammenarbeit mit der CHAMP-Ambulanz der Charité in Berlin für Demenzpatienten, die unter Antriebsschwäche oder «innerer Kälte» litten. Die Patienten (wie erfreulicherweise auch die zunächst skeptischen Betreuerinnen) empfanden diesen Tee als innerlich wohlig wärmend.

▪▪ Nebenwirkungen, Gegenanzeigen und Wechselwirkungen

Unverträglichkeit oder Allergien gegenüber einem der Bestandteile.
Bei Bluthochdruck wird auf den Rosmarin verzichtet.

Gurkenmaske/Gurkenwasser

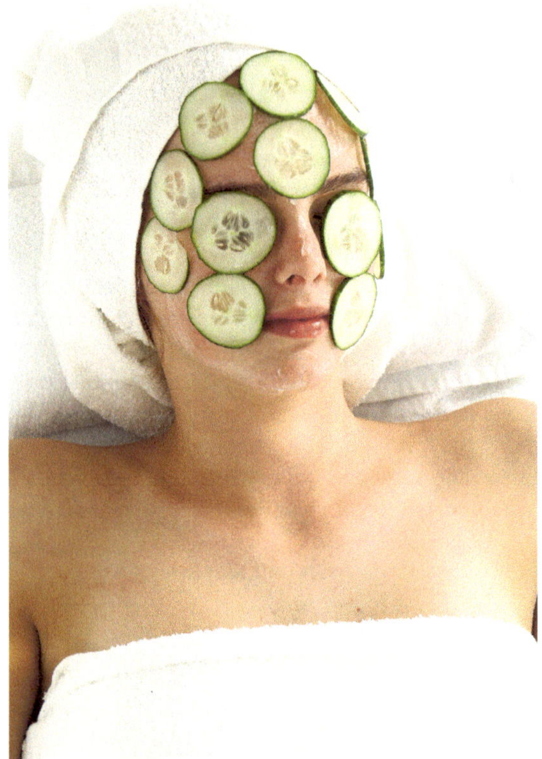

◪ Abb. 10   Salatgurken finden sich in fast jedem Kühlschrank, nicht nur zum Verzehr, sondern auch für die Schönheit (© Frank Eckgold/stock.adobe.com)

▪▪ Wirkung
- Befeuchtend
- Erfrischend
- Hautglättend

Anwendungsgebiete
- Trockene Gesichtshaut
- Müde Augen

▪▪ Sie benötigen
Eine halbe Bio-Salatgurke

■■ Durchführung

■ Für die Gesichtsmaske

Salatgurke waschen, abtrocknen (nicht schälen), in dünne Scheiben schneiden, diese auf das Gesicht legen. Auch auf müde Augen können Gurkenscheiben gelegt werden. 10 Minuten einwirken lassen.

■ Für das Gurkenwasser

Die Gurke waschen, schälen, durch eine Reibe auf ein sauberes Stofftaschentuch hobeln (das Taschentuch in eine Schüssel mit Ausguss legen), die Gurkenstücke zugedeckt für eine Stunde ziehen lassen und dann die Gurken im Tuch auspressen. Der Saft wird in eine kleine saubere Flasche gefüllt (optimal ist eine kleine Braunglasflasche aus der Apotheke, alternativ ist z. B. auch die Flasche von einem Smoothie geeignet). Er kann als Gesichtswasser genutzt werden.

Alternativ kann man einfach eine Gurkenscheibe wie ein Watte-Pad verwenden und das Gesicht nach der Reinigung damit abreiben.

■■ Besondere Hinweise und Infos

Das Gurkenwasser sollte frisch verwendet werden, es ist nicht lange haltbar. Im Kühlschrank aufbewahren. Beschriften.

Übrigens   Wenn sich im Haushalt kein Stofftaschentuch findet, kann man die Gurken in einen «einsamen» Baumwollstrumpf ohne Partner geben und darin ausdrücken.

■■ Frauengesundheit/Frauenwissen

Besonders angenehm ist das Gurkenwasser, wenn man es noch mit Hamamelis- und Rosenwasser mischt, jeweils zu gleichen Teilen. Dann wirkt es leicht adstringierend und entzündungshemmend. Gerade in diesem Fall nur eine kleine Menge zubereiten, damit Hamamelis- und Rosenwasser nicht verloren gehen, wenn der Gurkensaft verdirbt.

■■ Nebenwirkungen, Gegenanzeigen und Wechselwirkungen

Nicht bekannt.

Haarpackung mit Öl

■■ Wirkung
■ Nährt und pflegt das Haar

Anwendungsgebiete
- Trockene, glanzlose Haare
- Haarpflege

■■ Sie benötigen
Hochwertiges Öl, z. B. Raps-, Sesam, Oliven-, Kokos- oder Mandelöl in Bioqualität

▪▪ Durchführung

Am Abend vor der morgendlichen Haarwäsche wird Öl in das Haar (nur die Spitzen oder auch das ganze Haar) eingearbeitet und am nächsten Tag mit ausgewaschen.

Die lange Anwendungszeit ist gut für das Haar, man sollte jedoch ein ausrangiertes Kopfkissen mit Bezug für die Nacht verwenden und darauf noch ein altes Frotteehandtuch legen. Die Haare selbst können über Nacht mit Frischhaltefolie oder einer alten Gummibadekappe so gut wie möglich am Kopf fixiert werden.

Alternative: etwas Öl für ein paar Stunden einmassieren und vor dem Schlafengehen wieder auswaschen.

▪▪ Besondere Hinweise und Infos

Details zu Kokosöl und seinen Bestandteilen s. unten, ▶ Hautpflege mit Kokosöl. Kokosöl ist eher fest und kann wie eine Creme in die Haare eingerieben werden. Wird flüssiges Öl verwendet, wäre z. B. an Mandelöl oder Rapsöl zu denken, natürlich auch an Olivenöl, doch dieses hat einen stärkeren Eigengeruch.

▪▪ Frauengesundheit/Frauenwissen

Wie man sich denken kann, ist eine richtige Haarpackung mit Öl eine größere Aktion. Einfacher ist es, einige Zeit vor der Haarwäsche etwas Öl in die Spitzen zu kneten und sie dadurch zu pflegen.

Ein besonderer Tipp   Bei Befall mit Kopfläusen können Ölpackungen mit Olivenöl, das ein eher schweres, dickflüssiges Öl ist, gemacht werden – ein alter Tipp von unseren Großmüttern. Das Öl wird großzügig auf dem Kopf aufgetragen, sodass wirklich alle Haare (und alle Läuse) mit Öl benetzt sind. Dann mit Frischhaltefolie (wichtig: nicht direkt mit Stoff, der das Öl aufsaugt) plus Mütze oder Badekappe umhüllen und über Nacht einwirken lassen. Die Läuse werden getötet, indem sie durch den Luftabschluss erstickt werden.

▪▪ Nebenwirkungen, Gegenanzeigen und Wechselwirkungen

Keine. Höchstens verschmutzte Wäsche. Bei 60 °C waschen.

Hautpflege mit Kokosöl

Kokosöl wird in allen Regionen, in denen die Kokospalme wächst, als wichtiger Bestandteil zur Haut- und Haarpflege und auch als Heilmittel verwendet, so z. B. in Asien, in Amerika, in der Maya-Medizin, in Afrika und in Ozeanien.

▪▪ Wirkung
- Befeuchtend
- Wundheilend

Anwendungsgebiete
— Körperpflege

■■ Sie benötigen
Kokosöl, möglichst «mild» (ohne den typischen Kokosgeschmack)

■■ Durchführung
Kokosöl ist bei Zimmertemperatur zwar fest, schmilzt aber schnell in der Hand oder nach dem Auftragen auf die warme Haut (z. B. nach einem Vollbad). In vielen Ländern, in denen Kokosöl oder andere Fette verwendet werden (z. B. Shea-Butter in Afrika), wird die Hautpflege mit einer Massage verbunden.

■■ Besondere Hinweise und Infos
Kokosöl besteht zum Großteil aus Fettsäuren. 90% dieser Fettsäuren sind gesättigte Fettsäuren, darunter mehr als 50% mit einer mittleren Molekülgröße (mittelkettige gesättigte Fettsäuren). Diese sind wasserlöslich. Weitere Inhaltsstoffe des Kokosöls sind: Mineralstoffe (Magnesium, Kalzium, Kalium und Phosphor), Vitamine (Hauptsächlich die Vitamine B, E und K), Aminosäuren und essenzielle Spurenelemente (Eisen, Zink, Mangan, Selen und Kupfer).

Kokosöl eignet sich sehr gut als Haut- und Haarpflegemittel, es befeuchtet die Haut, reguliert (über die Antioxidanzien) den pH-Wert der Haut und enthält das hautfreundliche Vitamin E. Weitere Eigenschaften des Kokosöls sind antibakterielle, antivirale und antimykotische Wirkungen, die es nicht zuletzt für die Hautpflege prädestinieren. Diese Eigenschaften beruhen hauptsächlich auf dem Gehalt an Laurinsäure, Caprinsäure und Caprylsäure. Mit seinen mittelkettigen gesättigten Fettsäuren schützt Kokosöl auch vor schädlichen Umwelteinflüssen, denn mittelkettige gesättigte Fettsäuren sind sehr stabil und oxidieren nicht bei Kontakt mit Sauerstoff. Das bedeutet, dass sie im Gegensatz zu ungesättigten Fettsäuren nicht zu schädlichen Trans-Fettsäuren umgewandelt werden. Dadurch bieten sie einen optimalen Schutz für Haut und Haare. Kokosöl kann sogar als Sonnenschutz wie eine Sonnencreme mit Lichtschutzfaktor 20 benutzt werden oder als Mückenschutz dienen.

■■ Frauengesundheit/Frauenwissen
Eigene Erfahrung einer der Autorinnen: Mit Kokosöl mild wurde die Haut für eine Bestrahlung im Rahmen einer Brustkrebs-Therapie vorbereitet. Die Bestrahlung führte auf der Haut erst spät zu einer Rötung, was möglicherweise auch auf die Vorbehandlung durch das Kokosöl zurückzuführen ist. Unter der Bestrahlung wurde etwas Kokosöl mit der üblicherweise empfohlenen Ringelblumensalbe gemischt, denn jetzt muss die Haut atmen und die Hitze abgeben können.

■■ Nebenwirkungen, Gegenanzeigen und Wechselwirkungen
Unverträglichkeit gegen einen der Inhaltsstoffe. Setzt man sich Hitze aus, muss das Kokosöl zuerst gut einziehen.

Holunderbeersaft

■■ Wirkung

- Zufuhr von Vitaminen (Niacin, Vitamin B_1, B_2, C) und Mineralstoffen, Frucht-·säuren und Zucker
- Blutbildend
- Stärkend
- Verbessert den Zellschutz vor freien Radikalen
- Traditionell: Stärkung der Widerstandskraft
- Ursel Bühring beschreibt Holunderbeeren in ihrem *Praxis-Lehrbuch der modernen Heilpflanzenkunde* als mild abführend, immunstimulierend, antineuralgisch und antiviral (Bühring 2009, S. 459)

Anwendungsgebiete

- Traditionell: zur Stärkung
- Während der Rekonvaleszenz
- Der Pflanzenkenner Bruno Vonarburg empfiehlt Holunderbeersaft auch bei Gürtelrose; traditionell wurde Holundersaft bei «langwierigen, schmerzhaften Neuralgien, Trigeminusneuralgie, Ischias und Nervenentzündung» empfohlen, berichtet Ursel Bühring, Gründerin der renommierten Freiburger Heilpflanzenschule (Bühring 2009, S. 458)
- Ursel Bühring selbst nennt als Indikationen von Holunderbeersaft
  - Die Schmerzlinderung bei Nervenschmerzen (Vitamin B)
  - Die Begleittherapie bei Krebsbehandlung (Anthocyane)
  - Erkältungen
  - Die Wirkung als mildes Abführmittel

■■ Sie benötigen

Holunderbeersaft, ungesüßt (Bioladen oder selbst hergestellt (immer kochen!))

■■ Durchführung

Wenn Sie den Holundersaft selbst herstellen wollen, verwenden Sie am besten einen Dampfentsafter. Die Methode ist allerdings recht fleckenreich.

Zur Abwehr oder allgemeinen Stärkung wird ½ Tasse Holunderbeersaft mit ½ Tasse kochendem Wasser oder Früchtetee gemischt. Nach Belieben mit Honig süßen.

Bei Nervenschmerzen – auch bei Reizung des Ischias-Nerven – wird Holunderbeersaft empfohlen, in traditionellen Rezepten und Versuchsreihen in Kombination mit Alkohol, hier Portwein (2-mal täglich 40 g Holunderbeersaft + 10 g Portwein) (Vetlesen 1916, zitiert in Madaus 1979, S. 2418f).

▪▪ Besondere Hinweise und Infos

In der traditionellen Pflanzenheilkunde wurden rote Pflanzenteile dem Blut zugeordnet. Das Blut repräsentierte symbolisch die Lebenskraft. Entsprechend wurden dunkelrote Pflanzen und Gemüse – v. a. blaue Trauben, Rotwein, blauer Traubensaft, rote Bete, Holunderbeeren, Aroniabeeren etc. – als Stärkungsmittel eingesetzt. Nicht nur im entsprechenden Saft, sondern auch in traditionellen Rezepturen mit Rotwein (mit Eigelb und Zucker) wird dies deutlich.

Holunder gilt in der traditionellen Pflanzenheilkunde als Heilpflanze, die den Fluss der Säfte anregt: Die Blüten wirken leicht schweißtreibend, Blätter und Rinde wurden früher als Brechmittel und zum Abführen eingesetzt, die Beeren sollten das Blut stärken. Heute sind die antioxidativ wirkenden Anthocyane im Holunder identifiziert. Sie gehören zu den Polyphenolen und schützen die Zellen.

Holunderbeeren werden derzeit nicht als Arzneipflanzen anerkannt, sie haben keine positive Monographie. Dies liegt v. a. an der unzureichenden Datenlage.

Als Medizinprodukt ist im Handel ein Extraktpräparat erhältlich.

▪▪ Frauengesundheit/Frauenwissen

Holunderbeersaft scheint angezeigt zu sein, wenn man sich schwach und anfällig fühlt und zudem die «Nerven blank liegen».

Die Anwendung als «Stärkungsmittel» zur Begleitung von Krebstherapien konnte von einer der Autorinnen bei einer eigenen Brustkrebs-Erkrankung bestätigt werden: mit den dunkelroten Säften, hier Holunderbeersaft, aber auch Aroniasaft und Granatapfelsaft, stehen «Energiebooster» zur Verfügung, die in der außergewöhnlichen Stresssituation, die diese Diagnose mit sich bringt, den Körper mit Vitalstoffen versorgt und, gerade mithilfe von Holunderbeersaft, die Nerven stabilisiert. Er ist quasi das Heilmittel, an das man denken sollte, wenn «die Farbe aus dem Gesicht weicht», aus welchen Gründen auch immer.

Für Kinder lässt sich der Saft gut mit einem anderen roten Saft verdünnen. Alternativ kann er als Suppe gekocht werden: Holunderbeersaft mit Zimtstange und Zitronenschale erhitzen, 2 Päckchen Vanillezucker zugeben, mit etwas Puddingpulver oder Stärkemehl (in kalter Flüssigkeit angerührt) andicken. 2 Äpfel schälen und in sehr dünne Spalten schneiden, dazugeben, 2 Minuten köcheln lassen. Dazu schmecken Grießbrei oder Grießklößchen.

▪▪ Nebenwirkungen, Gegenanzeigen und Wechselwirkungen

Keine Anwendung wenn es zu Magenbeschwerden kommt. Keine rohen Beeren essen – sind leicht giftig. Nur reife Beeren weiterverarbeiten. Keine weitere Einnahme, wenn es zu Magenbeschwerden kommt.

> ❯ Vor einer Chemotherapie sollte die Einnahme mit dem behandelnden Arzt besprochen werden; sie wird in Fachkreisen kontrovers diskutiert.

Honig, innerlich

■■ Wirkung
- Stärkend
- Entzündungsmindernd

Anwendungsgebiete
- Erschöpfung, Rekonvaleszenz
- Erkältung
- Husten

Interessant zu wissen   Honig wird seit jeher in der Volksmedizin bei völlig verschiedenen Erkrankungen eingesetzt, so z. B. bei Schwächezuständen, Infektionen der oberen und unteren Atemwege, Herzbeschwerden, Bluthochdruck, Herzflimmern, Magen- und Darmerkrankungen, Gallen- und Lebererkrankungen, Schlaflosigkeit, fiebrigen Infekten, Appetitlosigkeit und Wunden. Drei Bereiche stehen dabei im Vordergrund: die innerliche Einnahme bei Erschöpfungszuständen und zur Steigerung der Immunabwehr, bei Erkältungskrankheiten und Husten und die äußerliche Anwendung zur Hautpflege, bei Wunden und Verletzungen.

■■ Sie benötigen
- Honig in Bio-Qualität, am besten von einem regionalen Imker
- Bei Infekten ist neuseeländischer Manuka-Honig empfehlenswert

■■ Durchführung
1 TL–1 EL Honig pro Tag: pur, in Milch, in Tee, als Apfelessig-Honig-Trank.

■■ Besondere Hinweise und Infos
Naturbelassener Honig besteht vorwiegend aus Trauben- und Fruchtzucker, beinhaltet aber außerdem mehr als 240 weitere Stoffe, die den Honig für die Gesundheit besonders interessant machen.

Honig enthält
- bis zu 80% verschiedene Zuckerarten, v. a. Einfachzucker wie Fruchtzucker (Fruktose) und Traubenzucker (Glukose), aber auch Zweifach- und Mehrfachzucker. Fruchtzucker hat einen deutlich niedrigeren glyämischen Index als Traubenzucker oder Haushaltszucker (auch Kristallzucker oder Saccharose genannt); der Verzehr von Honig mit hohem Fruchtzuckeranteil, von Trockenfrüchten oder süßem Obst führt dazu, dass der Blutzucker langsam steigt. Ob ein Honig mehr Traubenzucker oder mehr Fruchtzucker enthält, lässt sich leicht an seiner Konsistenz feststellen: cremige Honige wie z. B. Kleehonig, haben einen höheren Traubenzuckergehalt, bei flüssigen Honigen ist der Fruchtzuckeranteil höher. Jeder Honig enthält zwischen 23% und 42% Glukose (Traubenzucker), der Anteil von Fruchtzucker liegt bei 31–50%.

- 16–18% Wasser.
- Die restlichen 2–3% setzen sich aus Enzymen (u. a. zur Zucker- und Stärkespaltung), außerdem Aminosäuren, Eiweißen, Aroma- und Mineralstoffen zusammen. In der Küche kann man das z. B. daran erkennen, dass mit Honig zubereiteter Pudding nicht fest wird: Enzyme im Honig spalten die Stärke im Puddingpulver und zerstören so seine bindende Wirkung. An Mineralstoffen und Spurenelementen sind Natrium, Kalium, Magnesium, Kalzium, Phosphor und Eisen zu nennen, an Vitaminen Vitamin C, Vitamin K, Folsäure, Biotin und Vitamine der B-Gruppe enthalten, darunter Vitamin B_2 und Vitamin B_6. Damit ist Honig gut für Nerven und Knochen, für den Mineralstoffwechsel und die Förderung der Verdauung. In 100 g Honig sind etwa 100 mg freie Aminosäuren enthalten. Sie werden im Körper für einen reibungslosen Stoffwechsel benötigt.
- Außerdem sind im Honig immer noch Spuren von Pollen und Wachs enthalten. Honigtauhonig enthält zusätzlich ätherische Öle, Harzstoffe, Alkohole etc.

Übrigens Von besonderem Interesse gerade im Hinblick auf die Heilkunde sind alle Stoffe, die von der Honigbiene selbst produziert und dem Honig beigefügt werden, insbesondere wenn sie keimmindernde und antibakterielle Eigenschaften haben sowie dazu beitragen, den Honig zu einem lang haltbaren Lebens- und Konservierungsmittel zu machen. In den letzten Jahren wurde dabei dem Inhaltsstoff Methylglyoxal vermehrte Aufmerksamkeit gewidmet. Im neuseeländischen Manuka-Honig konnte Methylglyoxal in hoher Menge nachgewiesen werden. Methylglyoxal wirkt antibakteriell, sogar gegen Bakterienstämme, die resistent gegen Antibiotika sind. Wie die Substanz genau wirkt, ist noch nicht abschließend geklärt.

Der Einsatz bei Schwächezuständen, in der Rekonvaleszenz oder zur allgemeinen Stärkung beruht auf der ausgewogenen Mischung der Inhaltsstoffe, den B-Vitaminen, Mineralien und Spurenelementen, dem Traubenzucker als schnell verfügbarem Zucker und dem Fruchtzucker als «Reservezucker». Ein Beispiel dafür ist der Löffel Honig, der Kindern und älteren Menschen gerne gegeben wird, oder auch die Mischung aus Rotwein, aufgeschlagenem Ei und Honig, die in der Volksmedizin populär war.

Die Anwendung bei Husten geht u. a. auf die antibakterielle, aber auch die schleimlösende Wirkung des Honigs zurück. Zudem ist Honig – wie auch Zucker – ein altbekanntes Lösungsmittel in der Volksheilkunde. Pflanzenteile werden in Honig «ausgezogen», wie man dies beispielsweise von Spitzwegerichhonig, Fenchelhonig oder Elixieren auf Honigbasis kennt. Honig verbessert den Geschmack von bitteren Arzneien. Flüssiger Honig bietet sich an, um insbesondere Kindern die Einnahme von bitterem Tropfen schmackhaft zu machen. Hinzu kommt, dass Tee oder Sirup, wenn sie mit Honig gesüßt werden, Rachen und Kehle benetzen und dadurch die gereizte Schleimhaut beruhigen. Durch den Honig wird der Tee ein wenig «zähflüssiger». Wird der gesüßte Tee dann noch langsam und schluckweise getrunken, sodass er guten Kontakt mit der Schleimhaut hat, wirkt er in dieser Form ebenfalls als Arznei.

■■ Frauengesundheit/Frauenwissen

Es gibt viele Hausfrauenrezepte aus der ganzen Welt, die Honig verwenden: Auf Mallorca wird ein Löffel Honig mit einem Löffel Olivenöl vermischt und das Ganze langsam geschluckt, aus Italien kennt man die Kombination von Honig und Zitronensaft, beides bei Halsschmerzen. Getrocknete Samen oder Kräuter von heilkräftigen Pflanzen, die bei Husten eingesetzt werden, können gemahlen und mit Honig vermischt werden: Fenchel- und Anissamen, Thymiankraut. Das funktioniert auch mit einigen frischen Pflanzen, z. B. kann bei Husten und Atemwegserkrankungen durchaus etwas frischer Thymian kleingeschnitten, mit Honig vermischt und eingenommen werden.

In eine etwas andere Richtung gehen naturheilkundliche Anwendungen, die senföl-glykosidhaltige Pflanzen verwenden und mit Honig kombinieren. Gemeint sind u. a. Zwiebeln, Rettich, Meerrettich, Senf oder Rucola. Senfölhaltige Pflanzen werden immer dann eingesetzt, wenn Infektionen grassieren. Sie werden auch als «natürliche Anti-biotika» bezeichnet. Die Volksmedizin kennt sehr viele Anwendungen in diese Richtung: Zwiebelhustensaft, Schwarzrettichhustensaft, Meerrettich mit Honig etc.

▪ ▪ Nebenwirkungen, Gegenanzeigen und Wechselwirkungen
Keine Einnahme oder Anwendung bei Pollenallergie.

> **Achtung: Keine Anwendung von Honig bei Kindern unter einem Jahr! Dies ist ein wichtiger Hinweis auch für Großeltern (die in früheren Zeiten auch einmal einen Schnuller in Honig tunkten).**

Bei der Verarbeitung können vereinzelt Bakterien in den Honig gelangen, besonders gefährlich ist hier *Clostridium botulinum*. Die Sporen dieses Erregers können bei sehr kleinen Kindern zu einer Darmlähmung führen, diese Erkrankung ist lebensgefährlich. Anders als Säuglinge sind ältere Kinder und Erwachsene durch ihre stabile Darmflora vor der Ansiedlung sporenbildender Clostridien in ihrem Darm geschützt.

Hühnersuppe/Kraftbrühe

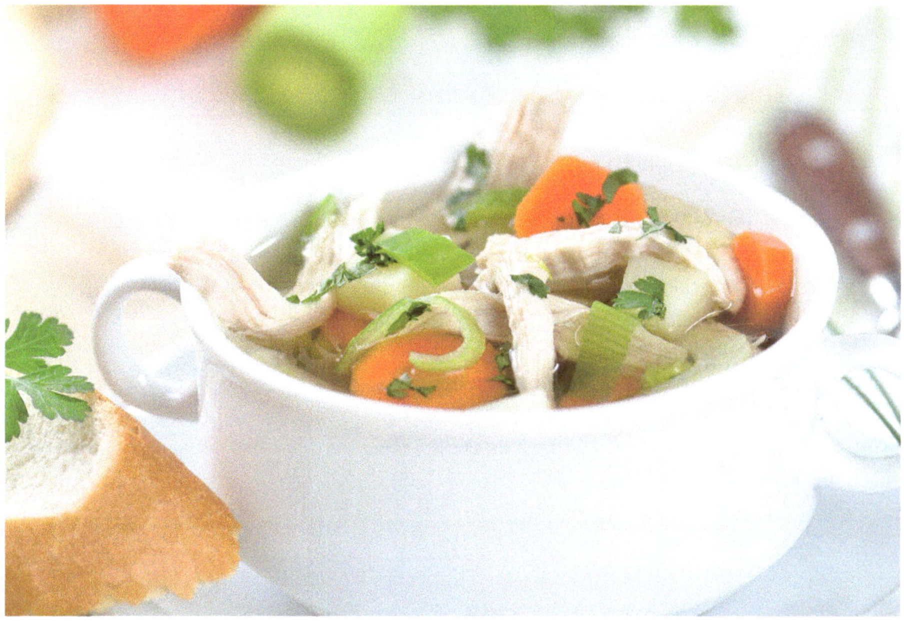

Abb. 11 Hühnersuppe gehört immer noch zu den besten Hausmitteln! (© kab-vision/stock.adobe.com)

▪▪ Wirkung
- Wärmend
- Kräftigend
- Flüssigkeitszufuhr

Anwendungsgebiete
- Hühnersuppe
  - Erkältung
  - Rekonvaleszenz
- Kraftbrühe
  - Kräftigung
  - Rekonvaleszenz, nach Operationen
  - Traditionell: bei Osteoporose, nach Knochenbrüchen

■■ **Sie benötigen**

■ **Hühnersuppe**

- 1 Suppenhuhn (ca. 1,5 kg)
- 2 Zwiebeln
- 4 Möhren
- ½ Knollensellerie, alternativ Stangensellerie
- 2 Stangen Lauch
- Einige Petersilienstängel
- Salz
- Schwarze Pfefferkörner
- Gewürze z. B. Thymian (antibakteriell)
- Rosmarin (kreislaufanregend, nicht bei hohem Blutdruck)
- Ingwer (stoffwechselanregend)
- Bohnenkraut (aromatisch)
- Liebstöckel (mild erwärmend, regt Ausscheidung an)
- Lorbeerblatt

Gut schmeckt die Suppe mit kleingeschnittener Petersilie, die noch Vitamin C und Eisen beisteuert

❯ **Soll die Suppe noch kräftigender sein, einen Suppenknochen dazugeben.**

■ **Rinderkraftbrühe**

- Rinderknochen, also z. B. Gelenkknochen, Fleischknochen, Markknochen oder Beinscheiben
- Suppenfleisch (nach BSE [«Rinderwahnsinn»] sollten Knochen und Fleisch definitiv regional und bio sein!)
- 2 Zwiebeln
- 4 Möhren
- ½ Knollensellerie, als Alternative schmeckt auch Stangensellerie gut
- 2 Stangen Lauch
- Salz
- Schwarze Pfefferkörner
- Gewürze z. B. Lorbeer
- Gewürznelken
- Bio-Brühe, um den Geschmack evtl. noch etwas aufzupeppen (Instant oder Würfel)
- 1 Schuss Apfelessig (damit das Kalzium aus den Knochen besser ausgelöst wird)

■■ **Zubereitung**

■ **Hühnersuppe**

Das Suppenhuhn gründlich waschen, das Gemüse putzen, die eine Hälfte davon in große Stücke schneiden. Huhn und Gemüse in einen Topf geben, so viel Wasser zufügen, dass Huhn und Gemüse bedeckt sind, Gewürze zugeben. Einmal aufkochen lassen, Schaum (entsteht aus dem Eiweiß) abschöpfen, danach zugedeckt bei mittlerer Hitze 2–3 Stunden köcheln lassen. In der Zwischenzeit restliches Gemüse in kleine Würfel schneiden.

Huhn aus der Suppe nehmen, die Suppe durch ein Sieb gießen, das «Kochgemüse» verwerfen. Gemüsewürfel in die Brühe geben, weitere 20 Minuten köcheln lassen. Währenddessen dem Huhn die Haut abziehen, das Hühnerfleisch in kleine Stücke schneiden, zur Suppe geben.

Im Erkältungsfall oder zur Rekonvaleszenz: mehrmals täglich einen Teller Suppe.

Für die reine Trinkbrühe das ganze Gemüse mitkochen und Suppe komplett filtern.

▪ Rinderkraftbrühe

Die Knochen kleinhacken, das Fleisch in kleine Stücke schneiden, waschen. Werden Markknochen verwendet, das Mark herauslösen; dafür die Knochen am besten mit heißem Wasser überbrühen. Das Gemüse putzen, die eine Hälfte davon in große Stücke schneiden. Fleisch, Knochen und Gemüse in einen Topf geben, so viel kaltes Wasser hinzufügen, dass alles bedeckt ist, außerdem einen kleinen Schuss Essig zugeben.

> **Will man das Fleisch gut auskochen, gibt man es in kaltes Wasser. Will man das Fleisch noch für das Gericht mitverwenden, gibt man es in kochendes Salzwasser.**

Salz, Pfeffer und Gewürze zugeben. Einmal aufkochen lassen, Schaum (entsteht aus dem Eiweiß) abschöpfen, danach nicht ganz zugedeckt bei kleiner Hitze 2–4 Stunden köcheln lassen. Bei sehr viel längerer Kochzeit wird die Brühe intensiver, aber das Fleisch muss entweder herausgenommen werden oder wird dann nicht mehr als Einlage verwendet.

Restliches Gemüse in kleine Würfel schneiden. Fleisch und Knochen aus der Brühe nehmen, die Suppe durch ein Sieb gießen, das «Kochgemüse» verwerfen, Gemüsewürfel in die Brühe geben, weitere 20 Minuten köcheln lassen. Fleischstücke «säubern», magere Fleischteile in kleinen Stücken wieder zurückgeben.

Markklöße Aus Mark, Ei, Pfeffer, Petersilie und etwas Grieß einen festen Teig kneten, der im Kühlschrank fest wird. Dann kleine Kügelchen formen und in der Brühe 10 Minuten sieden lassen.

▪▪ Besondere Hinweise und Infos
▪ Hühnersuppe

Mittlerweile ist auch wissenschaftlich belegt (Rennard et al. 2000), dass der Verzehr von Hühnersuppe einen positiven Effekt auf eine bestimmte Untergruppe der weißen Blutkörperchen hat (Bestandteile des Immunsystems).

Abwehrstärkende Inhaltsstoffe im Hühnerfleisch sind v. a. Zink und der Eiweißstoff Cystein, der durch langes Garen in die Suppe übergeht.

Hinzu kommt die Wirkung der Wärme und der Gewürze, z. B. Thymian (antibakteriell), Rosmarin (kreislaufanregend, nicht bei hohem Blutdruck!), Ingwer (stoffwechselanregend), Bohnenkraut (aromatisch), Liebstöckel (mild erwärmend, die Ausscheidung anregend), Lorbeerblatt.

> **Eine Suppe, die mit Brustfilet hergestellt wird, hat nicht den gleichen Effekt wie eine Suppe, für die ein ganzes Suppenhuhn verwendet wurde (Suppenhühner sind keine Masthühner, sondern Legehennen, die schon «ein paar Tage älter» sind).**

▪ Kraftbrühe

Traditionell wurden in Belastungszeiten, nach zehrenden Krankheiten oder bei Schwäche Suppen zubereitet, bei denen Knochen und Knorpel mitgekocht wurden. Durch die lange Kochzeit werden Kollagen, Gelatine und Mineralstoffe wie z. B. Kalzium herausgelöst.

Auch heute noch sind Kraftbrühen echte Energiespender. Man kann sie auf Vorrat kochen und sehr gut in kleinen Portionen einfrieren. Und: man kann sie an kalten Tagen in der Thermoskanne mitnehmen.

▪▪ Frauengesundheit/Frauenwissen

In ihrem historischen Abriss über die *Geschichte der Geburt* macht Beatrix Spitzer deutlich, wie selbstverständlich es traditionell war, dass Frauen sich nach Entbindungen gegenseitig halfen. Dazu gehörte auch das Mitbringen von Essen, typischerweise «fette Butter und Mandelspeisen, Hühnerbrühe und Backwerk» (Spitzer 1999, S. 272). Dies ist auch heute noch eine gute Empfehlung, wenn eine Freundin oder ein Nachbar krank ist.

Die Kräuterfrau Grete Flach empfahl Suppen aus Kalbskopf oder Kalbsfüßen mit Reis bei Gelenkbeschwerden durch Verschleiß «mit ausgetrockneter Gelenkschmiere» (Flach 1966, S. 54). Das muss heute vielleicht nicht unbedingt nachgekocht werden; die Idee, die bei degenerativen Erkrankungen des Bewegungsapparats reduziert vorhandenen Stoffe durch die Nahrung verstärkt aufzunehmen, ist jedoch plausibel.

▪▪ Nebenwirkungen, Gegenanzeigen und Wechselwirkungen

Achtung: Gerade Hühnerbrühe ist fettig, man kann sich leicht den Mund verbrennen.

Ingwertee, innerlich

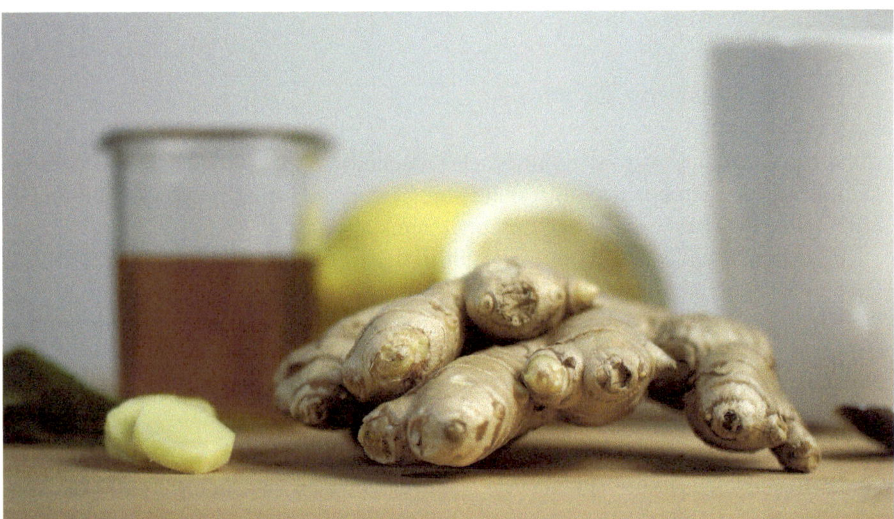

◘ **Abb. 12**   Ingwertee tut im Winter besonders gut, da er von innen wärmt und die Abwehr stärkt (© diasch/stock.adobe.com)

▪▪ Wirkung

- Durchwärmend
- Speichel- und Magensaftsekretion fördernd, galletreibend, damit stoffwechsel-anregend
- Entzündungshemmend
- Gegen Erbrechen (antiemetisch), v. a. dann, wenn der Brechreiz durch Bewegung ausgelöst wird, aber auch u. U. bei Übelkeit aufgrund einer Chemotherapie

Anwendungsgebiete

- Innere Kälte – Kältegefühl
- Erkältung
- Unterkühlung
- Zum Abnehmen
- Träger Stoffwechsel
- Reiseübelkeit (auch Vorbeugung)
- Appetitlosigkeit
- Nach ayurvedischem Verständnis durchwärmt Ingwer, er regt das Verdauungsfeuer *Agni* an und «öffnet die Kanäle» im Körper

▪▪ Sie benötigen

- Ingwer, frisch (ein daumennagelgroßes Stück pro Tasse)
- Wasser
- Honig (nach Geschmack)
- Zitronensaft (nach Geschmack)

▪▪ Durchführung

Ingwerwurzel schälen und klein schneiden. Mit kochendem Wasser übergießen, 5–10 Minuten ziehen lassen, abseihen, mit Honig und Zitronen-/Limettensaft abschmecken.

Der Tee wird schärfer, je länger man ihn ziehen lässt und je kleiner die Ingwerstückchen sind. Wird eher eine scharfe Variante gewünscht, so werden die Ingwerstückchen zusätzlich mit dem Messer oder der Gabel zerquetscht, und man lässt den Ingwertee köcheln.

Als zusätzlicher Impuls zum Abnehmen würde man dagegen eher Wasser trinken, dem 1–2 Scheiben Ingwerwurzel zugesetzt sind.

▪▪ Frauengesundheit/Frauenwissen

Es lohnt sich, bei Erbrechen durch Chemotherapie auch an Ingwer zu denken – ob als Kapseln, als Konfekt oder als Tee.

> ❯ **Zu bedenken ist, dass der Einsatz abhängig vom Arzneimittel und in Absprache mit dem behandelnden Arzt erfolgen sollte, da Ingwer die Übelkeit bei manchen Chemotherapeutika verstärken kann.**

Diese positive Wirkung konnte auch in einem Projekt der Autorin Annette Kerckhoff mit der Palliativstation der Charité, Virchow-Klinikum Berlin, bestätigt werden. Hier erhielten Patienten, die unter therapiebedingtem Erbrechen litten, Ingwertee mit Honig. Die Wirkung war gut, wobei Ingwertee v. a. von den Patienten gerne getrunken wurde, die auch ein Kältegefühl empfanden.

Alternativ zum Tee lassen sich Ingwertropfen (Apotheke) einnehmen, dies ist besonders praktisch für unterwegs. Die Ingwertropfen können auch in heißem Wasser getrunken werden.

> **Bitte beachten Sie: Bei Schwangerschaftsübelkeit im ersten Schwangerschaftsdrittel können Sie Ingwer einsetzen, als Ingwertee, als Ingwer-Pflanzentrunk (1 TL vor der Hauptmahlzeit) oder als Zutat in der Küche. Wichtig ist jedoch: In der fortgeschrittenen Schwangerschaft sollte Ingwer nicht mehr pur genossen werden und nur noch einen Teil von Teemischungen ausmachen; empfohlen werden ab der 16. Schwangerschaftswoche maximal 10%. In der späten Schwangerschaft sollte auf Ingwer völlig verzichtet werden!**

Nebenwirkungen, Gegenanzeigen und Wechselwirkungen

Empfindlicher Magen, Abneigung gegen Schärfe. Ingwer kann zu Magenreizungen bis hin zu Magenblutungen führen.

Keine Anwendung, wenn Sie unter Hitze leiden oder ein «Hitze-Typ» sind, bei Magen- und Zwölffingerdarmgeschwür, nicht am Abend und nicht im Sommer – dies empfiehlt die TCM-Therapeutin Cha-Hee Nam (Kerckhoff u. Contentin-El Masri 2016).

Kalte Auflage auf Stirn und Nacken

Wirkung

- Wärmeentziehende Wirkung
- Durch den wiederholten lokalen Entzug von Wärme wird die Blutzirkulation kurzfristig eingeschränkt und das Schmerzempfinden gedämpft

Anwendungsgebiete

- Kopfschmerzen
- Migräne (Linderung)
- Nasenbluten

Sie benötigen

1 gefaltetes Leinentuch (Geschirrtuch), für die Stirn auch ein Waschlappen
- **Stirn**
  Schal, Stirnband, Baumwolltuch o. ä.
- **Nacken**
  1 Baumwolltuch (Handtuch)

▪▪ Durchführung

Nehmen Sie das Leinentuch (Geschirrtuch) und falten es so, dass es gut auf der Stirn oder dem Nacken aufliegt (ca. 8 Lagen, ca. 10 × 20 cm, für die Stirn noch ein weiteres Mal falten auf 5 × 20 cm). Tauchen Sie das Tuch in kaltes Wasser und wringen es dann gut aus. Legen Sie nun das nasse Tuch auf Stirn oder Nacken und fixieren Sie es: über der Stirn z. B. mit einem Stirnband oder einem Schal, am Nacken können Sie das Baumwolltuch so um den Hals legen, dass es das Leinentuch ein paar Zentimeter überstehend bedeckt. Lassen Sie das Tuch so lange liegen, wie es angenehm kühlt. Erneuern Sie es, wenn nötig, mehrmals, lassen Sie die Haut sich aber zwischendurch erwärmen, um eine Unterkühlung zu vermeiden.

▪▪ Besondere Hinweise und Infos

Eine kalte Auflage kann auch an anderen Körperteilen durchgeführt werden. Kalte Auflagen wirken grundsätzlich abschwellend, entzündungshemmend, schmerzlindernd und entstauend. Bei Bedarf können Sie mit Zusätzen wie Arnikatinktur, kaltem Kräuterabsud, Quark oder essigsaurer Tonerde arbeiten.

> ❯ **Bei Nasenbluten wird der Kopf heutzutage nicht mehr in den Nacken gelegt und mit einem kalten Tuch gekühlt, sondern lediglich vornüber gebeugt. Man kann den Nasenflügel der betroffenen Seite auch für einige Minuten andrücken.**

▪▪ Frauengesundheit/Frauenwissen

Natürlich kann eine kühle Stirnauflage auch eingesetzt werden, wenn die Kinder akut an den Nerven zerren. Nach Möglichkeit einfach 10 Minuten zurückziehen, ein Glas Wasser trinken, hinlegen, die Augen schließen und notfalls die Kompresse als Wurfgeschoss verwenden.

Der Vater von Autorin Sieglinde Werner hat übrigens bei Nasenbluten immer frische Brennnesselblätter gepflückt, diese zwischen den Fingern «gewutzelt», bis Saft ausgetreten ist, und das gerollte Blatt in die Nase gesteckt. Das hat immer geholfen!

▪▪ Nebenwirkungen, Gegenanzeigen und Wechselwirkungen

Kalte Auflagen dürfen nur am warmen Körper angewendet werden. Wenn die Haut kalt ist oder Sie frösteln – keine kalte Anwendung!

Kalte Dusche/kalte Abwaschung

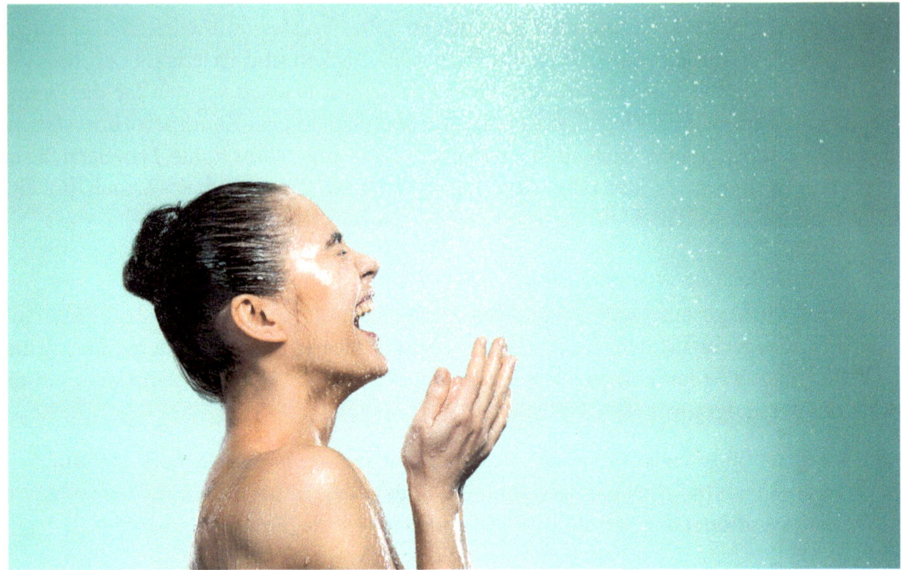

◘ Abb. 13   Auch wenn es im ersten Moment hart ist: die kalte Dusche erfrischt, härtet ab und fördert noch dazu die Hautdurchblutung (© master1305/stock.adobe.com)

▪▪ Wirkung

- Durch Kälte werden die Gefäße der Haut zusammengezogen
- Die Muskeln verstärkt durchblutet, die Muskelspannung steigt
- Im Körperinneren wird der Stoffwechsel angeregt
- Auf die Abkühlung reagiert der Körper, indem er sich – so sollte es zumindest sein – wieder neu erwärmt; die entsprechende Hautpartie wird rosig und warm

Anwendungsgebiete

- Morgens zum Aufwachen
- Zur Abhärtung
- Für schönere Haut
- Aber auch: bei Einschlafstörungen
- Bei Fieber

▪▪ Sie benötigen

▪ Waschung

- 1 Waschschüssel oder Waschbecken mit Wasser um 30° C
- 1 Frotteewaschlappen
- 1 Handtuch

▪▪ Durchführung

Waschlappen in kaltes Wasser tauchen, kurz ausdrücken. Zuerst Hände und Arme, Füße und Beine in Richtung zum Körper abreiben, dann Brust, Bauch und Rücken. Das Ganze soll nur wenige Sekunden dauern. Dann schnell abtrocknen, anziehen. Bei Fieber einen frischen Schlafanzug anziehen, zurück ins warme Bett gehen und ruhen.

Kalte Dusche (nach der langen warmen morgendlichen Dusche) kurz abbrausen, und zwar in folgender Reihenfolge: Arme → Beine → Po → Brüste → Gesicht – immer von außen nach innen, von unten nach oben, von rechts nach links, damit «das Herz nicht erschrickt».

▪▪ Besondere Hinweise und Infos

Die Abwaschung kann auch bei einem hochfieberhaften Infekt im Bett durchgeführt werden. Dann nur lauwarmes Wasser verwenden. Der Organismus darf nicht überfordert werden.

▪▪ Frauengesundheit/Frauenwissen

Regelmäßige Kaltwasseranwendungen erhalten die Festigkeit des Gewebes. Allerdings muss der Organismus allmählich trainiert werden, sodass er mit der Zeit die Kälte besser toleriert. Der Aufwand lohnt sich – weniger Infekte und warme Hände und Füße, die viele Frauen vermissen, sind der Lohn!

▪▪ Nebenwirkungen, Gegenanzeigen und Wechselwirkungen

Keine Anwendung, wenn man (trotz Fieber) friert oder sich auch nach der Anwendung lange nicht wieder erwärmt.

Wird die Anwendung im gesunden Zustand durchgeführt, zur Abhärtung oder zum besseren Einschlafen, dann ist das Ziel, dass sich der Körper wieder erwärmt. Dies erfolgt durch Bewegung, Trockenbürsten etc. Erwärmt sich der gekühlte Körperteil nicht, so war der Reiz zu stark, d. h., das Wasser war zu kalt, die Anwendung zu großflächig oder die Dauer zu lange. In diesem Fall muss mit einem milderen Reiz begonnen werden: mit lauwarmem Wasser, einer reinen Abwaschung der Arme, dann vielleicht des Oberkörpers etc.

> In der Nierenregion bitte zurückhaltend sein, denn die Nieren vertragen Kälte nicht gut. Das gilt besonders bei Frauen.

Kalter Unterarmguss/Armbad

▪▪ Wirkung
- Erfrischend
- Belebend
- Entspannend
- Blutdrucksenkend
- «Tasse Kaffee der Naturheilkunde»

Anwendungsgebiete
- Kopfschmerzen allgemein
- Niedriger Blutdruck
- Abgeschlagenheit
- Abgespanntheit
- Funktionelle Herzbeschwerden (Arzt)

▪▪ Sie benötigen
- Waschbecken oder Wanne für das Armbad (es gibt spezielle Armbadewannen)
- Wasserhahn für den Unterarmguss

▪▪ Durchführung
Für das Armbad lassen Sie so viel Wasser in das Waschbecken oder die Wanne ein, dass Sie die Arme bis über die Ellenbogen, etwa bis zur Mitte der Oberarme eintauchen können. Lassen Sie das Wasser vorher schon ein wenig laufen, damit es auch wirklich kalt aus der Leitung kommt. Nun tauchen Sie beide Arme in das kalte Wasser und belassen sie so lange dort, bis sie sich kräftig röten oder Sie einen Kälteschmerz verspüren. Jetzt nehmen Sie die Arme wieder aus dem Wasser, streifen sie sie ab und lassen sie an der Luft trocknen.

Für den Armguss drehen Sie den Wasserhahn auf, bis das Wasser kalt aus der Leitung kommt. Dann lassen Sie das Wasser über die Außenseite des rechten Arms laufen. Beginnen Sie an den Fingerspitzen, dann geht es weiter bis über das Ellenbogengelenk (lassen Sie das Wasser nicht direkt über die Gelenke laufen, manche Gelenke reagieren bei Kälte schmerzhaft) und an der Innenseite des Arms wieder zurück. Anschließend machen Sie dasselbe am linken Arm. Wiederholen Sie die Anwendung 2- oder 3-mal, bis Sie sich erfrischt fühlen oder die o. g. Beschwerden (z. B. Kopfschmerzen und Schwindel) nachlassen. Streifen Sie das Wasser nach der Anwendung nur ab und lassen sie die Arme an der Luft trocknen, bewegen Sie sie aber, damit sie sich wieder erwärmen.

▪▪ Besondere Hinweise und Infos (gelten für alle Kaltanwendungen)
Machen Sie eine Kaltanwendung nur am warmen Körper.

Je kälter ihr Wasser ist, desto kürzer dauert der Guss oder das Armbad. Verwenden Sie das Wasser so kalt wie möglich, aber so warm wie nötig. Das heißt, das Wasser sollte bei der Anwendung nur so kalt sein, dass Sie es gut vertragen. Passen Sie die Stärke der Anwendung an Ihre körperliche Verfassung und Ihren Wärmehaushalt an.

Trocknen Sie sich nicht ab, da die entstehende Verdunstungskälte den Kältereiz wiederholt. Streifen Sie das Wasser nur ab.

> **Nach jeder Kaltanwendung ist es wichtig, den Körper wieder zu erwärmen. Bewegen Sie sich kräftig, bis Sie gut durchgewärmt sind.**

▪▪ Frauengesundheit/Frauenwissen

Nicht wenige Frauen leiden unter niedrigem Blutdruck und Abgeschlagenheit – und stehen immer wieder am Spülbecken in der Küche. Warum also nicht nebenbei einen kurzen Unterarmguss einschieben? Wichtig ist: Übertreiben Sie es nicht! Vielen Frauen ist chronisch kalt. Somit muss der Kaltwasserreiz genauso stark oder schwach dosiert werden, dass sich die Unterarme hinterher wieder zuverlässig erwärmen.

▪▪ Nebenwirkungen, Gegenanzeigen und Wechselwirkungen

Nicht anwenden dürfen Sie das Armbad oder den Armguss bei Herzrhythmusstörungen, koronarer Herzkrankheit (Angina pectoris), Asthma bronchiale, Erkältung und wenn sie frieren oder frösteln (Melchart et al. 2008).

Kamillentee und -tinktur, äußerlich

▪▪ Wirkung

- Wundheilungsfördernd
- Entzündungshemmend
- Krampflösend
- Antibakteriell

Anwendungsgebiete

- Bakterielle Hauterkrankungen, einschließlich der Mundhöhle und des Zahnfleischs (Tee, Tinktur)
- Wundbehandlung bei oberflächlichen Hautverletzungen, Ulcus cruris, Dekubitus, Verbrennungen, Operationswunden, Bestrahlungsschäden, Sonnenbrand, Frostbeulen (nur Fertigarzneimittel)
- Atemwegsinfekte und Reizzustände der Luftwege (Tee, Tinktur)
- Unreine Haut (Tee)
- Kopfspülung: Zum leichten (!) Aufhellen der Haare (5 Beutel Kamillentee auf 1 l Wasser, nicht zu oft anwenden, sonst trocknen die Haare aus) (Tee)
- Vaginalspülung: unterstützend bei *Candida*-Befall (Tee, Tinktur)
- Blasenentzündung (Tinktur)
- Nach Entbindung (Wundheilung, Dammriss, Dammnaht) (Tinktur)
- Erkrankungen des Analbereichs (Tinktur)
- Hämorrhoiden (Tee, Tinktur)

Gurgeln

- Entzündungen der Mundhöhle
- Entzündungen des Zahnfleischs

Inhalation

- Entzündliche Erkrankungen und Reizzustände der Atemwege, z. B. von Nase, Nasennebenhöhlen, Bronchien

Sitzbad
- Wundheilung nach Entbindung
- Wundheilung nach Operation im Anal- oder Genitalbereich
- Entzündungen im Analbereich
- Entzündungen im Bereich der Geschlechtsorgane
- Hämorrhoiden

Umschlag
- Verbrennungen
- Wundsein
- Juckreiz der Haut
- Entzündungen der Haut
- Schlecht heilende Wunden

Kompresse
- Hämorrhoiden

Waschung
- Entzündungen der Haut, z. B. unreine Haut
- Ekzeme
- Akne
- Sonnenbrand

Sie benötigen
- Kamillenblüten, lose
  oder
- Kamillentinktur bzw. -konzentrat (z. B. Kamillosan)

❯ **Wichtig ist der Bezug aus der Apotheke, da die Echte Kamille in minderwertigen Produkten häufig mit Hundskamille verfälscht wird.**

Durchführung
Tee für äußerliche Anwendung
2 EL Kamillenblüten mit ½ l Wasser übergießen und zugedeckt 5–10 Minuten ziehen lassen, abseihen. Alternativ Kamillentinktur nach Packungsbeilage verwenden (Apotheke).

Für großflächige Hautprobleme
Kamillosan Wund- und Heilbad verwenden. Bei äußerlicher Anwendung anschließend die Haut einfetten (z. B. mit Calendula-Salbe).

Sitzbad
Angenehm warmes Wasser in die Badewanne oder noch besser eine kleine Sitzbadewanne oder Wäschewanne (je nach Körpermaßen) füllen, Tee (oder alkoholischen Auszug) zugeben. Badedauer 10–15 Minuten. Wenn man friert oder sich unwohl fühlt, das Bad entweder abbrechen oder warmes Wasser nachgießen.

- **Kompresse (Hämorrhoiden)**

2 TL Kamillenblüten mit einer Tasse kochendem Wasser (ca. 150 ml), bedeckt 5–10 Minuten ziehen lassen, abseihen. Warm oder kalt als Kompresse verwenden: Dafür in ein Papiertaschentuch eingeschlagene Watte (oder Damenbinde) mit dem Tee benetzen und auflegen. Alternativ Kamillosan/Kamillentinktur verwenden.

- **Spülungen, Gurgeln etc.**

Nach Packungsbeilage.

▪▪ Besondere Hinweise und Infos

Im Tee sind mehr wasserlösliche Bestandteile (Schleime) enthalten, im alkoholischen Auszug mehr ätherisches Öl. Daher steht beim Tee eher eine reizlindernde Wirkung im Vordergrund, beim Fertigarzneimittel (alkoholischer Auszug) eine entzündungs- und keimmindernde Wirkung. Verwenden Sie bitte beim Tee auf jeden Fall Apothekenqualität (lose oder Beutel), Filterbeutel im freien Handel sind oft minderwertig und mit einer weniger wirksamen und zudem eher allergen wirkenden Kamillenart verunreinigt.

> **Bitte von der früher üblichen Anwendung, die Augen bei Bindehautentzündung mit Kamillentee zu spülen, Abstand nehmen: Im Kamillentee sind winzige Schwebteile der Blüten enthalten, zudem trocknet der Tee die Augen aus.**

▪▪ Frauengesundheit/Frauenwissen

Maria Treben, Autorin des Bestsellers *Gesundheit aus der Apotheke Gottes*, empfiehlt bei Hämorrhoiden (und bei anderen Indikationen zur äußerlichen Anwendung) die Herstellung einer selbstgemachten Kamillensalbe. Dafür wird eine gehäufte «Doppelhand» frischer Kamillenblüten in 250 g erwärmtes Schweinefett gegeben, und man lässt einmal aufschäumen. Dann wird der Topf vom Herd genommen, umgerührt, zugedeckt und das Ganze über Nacht in einen kühlen Raum gestellt. Am nächsten Tag wird das Fett erwärmt und durch ein Leinentuch gepresst (das Tuch in ein Sieb legen, darunter eine Kanne stellen). Die Salbenmasse wird verrührt und in saubere Gläser gegossen (Treben 1980, S. 30).

Heute wird die Anwendung von Schweineschmalz als Salbengrundlage kritisch gesehen. Gleichzeitig sieht es aber so aus, als ob Schweinefett in seiner Konsistenz menschlichem Fett am ähnlichsten sei. Wichtig wäre bei Verwendung von Schweinefett eine biologische Herkunft. Als vegane Alternative kann ein Versuch mit Kokosöl unternommen werden.

▪▪ Nebenwirkungen, Gegenanzeigen und Wechselwirkungen

Unverträglichkeit oder Allergien gegenüber einem der Inhaltsstoffe. Dies ist bei der Kamille durchaus denkbar, da sie aus einer Pflanzenfamilie stammt, in der es ein allergenes Potenzial gibt.

Kamillentee und -tinktur, innerlich

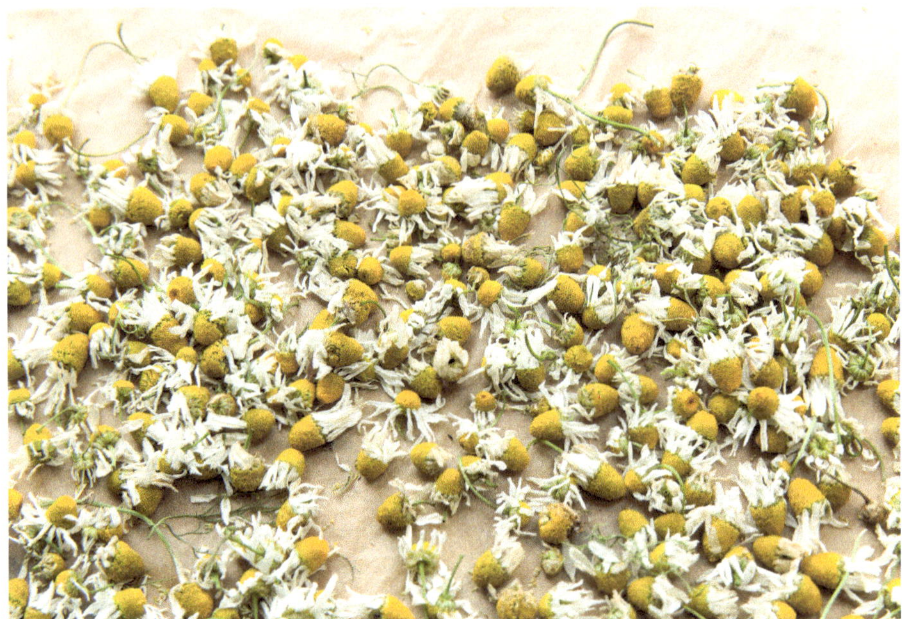

◻ **Abb. 14**   Kamillenblüten sind echte Allrounder unter den Heilpflanzen und sollten in keinem Haushalt fehlen (© viennapro/stock.adobe.com)

■■ **Wirkung**
- Antibakteriell
- Antiviral
- Antimykotisch
- Entzündungshemmend
- Wundheilungsfördernd
- Schleimhautschützend
- Krampflösend
- Immunstimulierend
- Desodorierend

Anwendungsgebiete (innerlich)
- Krampfartige und entzündliche Erkrankungen im Magen-Darm-Trakt, z. B. Reizmagen
- Nervöse Magenbeschwerden
- Krampfzustände
- Unterstützende Behandlung bei Magengeschwüren
- Reizungen der Magenschleimhaut aufgrund von übermäßigem Genuss von Koffein, Alkohol oder Nikotin

- Blasenentzündung
- Menstruationskrämpfe (mit Schafgarbe)
- Übelkeit in der Schwangerschaft (mit Pfefferminze, Kamille, Fenchel, Melisse)
- Schlafstörungen

▪▪ Sie benötigen

- Kamillenblüten, lose
  oder
- Kamillentinktur (Apotheke)

❯ Da die Echte Kamille in minderwertigen Produkten häufig mit Hundskamille verfälscht wird, ist es wichtig, Kamillenblüten in Apothekenqualität zu verwenden.

▪▪ Durchführung
▪ Tee allgemein

1 gestr. TL der Teemischung mit einer Tasse kochendem Wasser (ca. 150 ml) bedeckt 5–10 Minuten ziehen lassen, abseihen. Mehrmals täglich eine Tasse trinken.

▪ Blasenentzündung

Es gibt zahlreiche andere Heilpflanzen, die bei Harnwegsinfekten eingesetzt werden. Gut kann also der Kamillentee auch mit einem «Nieren- und Blasentee» aus der Apotheke gemischt werden.

▪ Bei Menstruationskrämpfen

Kamille pur, Mischung zu gleichen Teilen mit Schafgarbenkraut, das traditionell bei schmerzhafter Periode eingesetzt wird. Gut lassen sich auch Kamillenblüten, Schafgarbenkraut und Fenchelfrüchte zu gleichen Teilen mischen.

▪ Gastritis und Magenbeschwerden: Rollkur

Morgens nüchtern 2 TL Kamillenblüten mit einer großen Tasse Wasser (200 ml) überbrühen, zugedeckt 5–10 Minuten ziehen lassen. Im Liegen zunächst ¼ Tasse trinken und 5 Minuten auf die rechte Seite legen, dann wieder ¼ Tasse trinken und 5 Minuten auf den Rücken legen, dann ¼ Tasse trinken und auf den Bauch legen, dann den Rest trinken und auf die linke Seite drehen, wieder jeweils für 5 Minuten.

▪▪ Besondere Hinweise und Infos

Kamillenblüten sind als Heilpflanze zu Recht beliebt, enthalten sie doch eine Kombination von Inhaltsstoffen (v. a. ätherisches Öl, Flavonoide und Schleimstoffe), die zu einem breiten Wirkungsspektrum führen. Generell kann man sagen, dass die Kamille äußere und innere Oberflächen (Schleimhäute) schützt, regeneriert und von Krankheitskeimen befreit.

Die Rollkur ist eine traditionell bewährte Maßnahme der Pflanzenheilkunde. Durch die unterschiedliche Lagerung bei leerem Magen wird die Magenschleimhaut an allen Seiten mit dem Tee benetzt.

Übrigens Für die schnelle Anwendung zwischendurch ist der alkoholische Extrakt praktischer. Er kann quasi wie ein Tee verwendet werden.

▪▪ Besondere Hinweise und Infos

Neben der Heilwirkung auf Atemwege, Magen und Darm hat die Kamille eine nervenstärkende und beruhigende Wirkung. Dies führt dazu, dass sie auch bei nervös bedingten Beschwerden oder Schlafstörungen eingesetzt werden kann und sollte.

> **Kamillentee sollte stets in der Apotheke gekauft werden: im freien Handel gibt es immer wieder Verfälschungen mit der ähnlich riechenden Hundskamille, die ein hohes allergisches Potenzial hat, aber keine medizinische Wirkung.**

Beachten Sie bitte Kamillentee wird sehr unterschiedlich gut vertragen, daher sollten Dosierung und Ziehzeit individuell angepasst werden. Bei manchen Menschen ist ein Tee aus 3–4 Blütenköpfchen ausreichend.

Die Wirkung des Tees kann intensiviert werden durch Zugabe des alkoholischen Auszugs. Im Tee sind mehr wasserlösliche Bestandteile (Schleime) enthalten, im alkoholischen Auszug mehr ätherisches Öl. Daher steht beim Tee eher eine reizlindernde Wirkung im Vordergrund, beim Fertigarzneimittel eine entzündungs- und keimmindernde Wirkung.

▪▪ Frauengesundheit/Frauenwissen

Kamille galt traditionell als Helfer der Frauen und Mütter. Dies zeigt sich auch in ihrem Namen: Der botanische Name der echten Kamille ist *Matricaria chamomilla* (oder *Matricaria recutita*), *Matricaria* leitet sich ab von lateinisch *mater*, die Mutter.

Als homöopathisches Mittel wird die Echte Kamille übrigens bei Beschwerden, insbesondere von Kindern und Frauen, eingesetzt, die durch ein überreiztes Nervensystem gekennzeichnet sind, so z. B. bei zahnenden «unleidlichen» Kindern oder bei Frauen, die während der Periode unerträgliche, wehenartige Schmerzen haben, welche sie reizbar machen (Haverland u. Kerckhoff 2015).

▪▪ Nebenwirkungen, Gegenanzeigen und Wechselwirkungen

Unverträglichkeit oder Allergien gegenüber einem der Inhaltsstoffe.
Keine innerliche Anwendung der Tinktur bei trockenen Alkoholikern!

Kartoffel-Apfel-Tag

▪▪ Wirkung
- Entsäuernd
- Entlastend

Anwendungsgebiete
- Entlastungstag
- Schonkost für die Leber
- Vor dem Einsetzen der Menstruation, wenn man das Gefühl hat, aufgeschwemmt zu sein

▪▪ Sie benötigen
- Kartoffeln (mehlig oder festkochend, je nach Vorliebe)
- Die halbe Menge Äpfel (aromatisch, säuerlich)

▪▪ Durchführung
Kartoffeln waschen, schälen, in Würfel schneiden. Äpfel waschen, schälen, in Viertel schneiden, vom Kerngehäuse befreien, in kleine Stücke schneiden. In wenig Wasser 20–25 Minuten zugedeckt garen. Wenn man das Gericht zur Entlastung kocht, wird es nicht gesalzen und gepfeffert, auch das Kochwasser wird in ein Glas abgegossen und getrunken. (Im Originalrezept für *Himmel und Erde* ist dies typischerweise die Beilage zu gebratener Blutwurst und Zwiebelringen – allerdings leider nicht an einem Fastentag …).

▪▪ Besondere Hinweise und Infos
Kartoffeln sind in letzter Zeit in die Kritik geraten, da sie in Form von Salzkartoffeln, Kartoffelpüree, Pommes frites, Croquetten etc. den Blutzuckerspiegel erhöhen. Andererseits sind sie jedoch sehr kalorienarm und wirken – ungesalzen! – durch den hohen Kaliumanteil harntreibend und ausschwemmend und durch die vielen enthaltenen Mineralien basisch. Daneben sind sie reich an Stärke (langkettiges Kohlenhydrat) und enthalten die Vitamine C, B_1, B_2, B_6 und Niacin sowie Schleimstoffe, Mineralstoffe und Spurenelemente wie das schon erwähnte Kalium, Magnesium, Phosphor, Kupfer und Eisen.

▪▪ Frauengesundheit/Frauenwissen
In besonderem Maße zur Neutralisierung von Säure wird roher Kartoffelsaft bei Sodbrennen eingesetzt, auch in der Schwangerschaft. Man kann den Saft selbst reiben, praktischer ist aber der naturreine Pflanzensaft (Reformhaus). Er wirkt krampflösend und basisch, da die Mineralstoffe die überschüssige Magensäure neutralisieren; die Schleimstoffe legen zudem einen schützenden Film über die Magenschleimhaut, sie wirken entzündungshemmend und wundheilungsfördernd (Burkhardt-Sischka 2012).

▪▪ Nebenwirkungen, Gegenanzeigen und Wechselwirkungen
Nicht bekannt.

Kartoffelauflage

▪▪ Wirkung
- Wärmend
- Entspannend
- Befeuchtend
- Krampflösend
- Entsäuernd über die Haut

Anwendungsgebiete
- Nackenverspannungen, auch bei «Kalkschulter» (Einlagerung von Kalkherden in Sehnen)
- Spannungskopfschmerz
- Kreuzschmerzen
- Festsitzender Husten
- Halswickel bei Halsschmerzen und Mandelentzündung mit Wärmebedürfnis
- Nasennebenhöhlen- oder Stirnhöhlenentzündung

▪▪ Sie benötigen
- 6–7 ungeschälte, weichgekochte, heiße Kartoffeln (eher mehlig kochend)
- 1 Innentuch (Geschirrtuch oder Mullwindel)
- 1 Zwischentuch (Frotteehandtuch)
- 1 Außentuch (z. B. Badetuch)
- Küchenkrepp
- Sicherheitsnadeln
- Heftpflaster

▪▪ Durchführung (Beispiel Brustwickel)
Badehandtuch auf das Bett legen. Ungeschälte Kartoffeln etwas auskühlen lassen. Das Geschirrhandtuch (Innentuch) ausbreiten, Küchenkrepp darauf legen (damit sich die Kartoffeln später besser lösen lassen) und die Kartoffeln auf dem Küchenkrepp verteilen.

Eine zweite Lage Küchenkrepp darüberlegen. Die Kartoffeln mit der Hand oder mit einem Nudelholz zerdrücken. Das Tuch nach einer Seite einschlagen (etwa auf Brustgröße), sodass die Kartoffeln auf der anderen Seite nur mit einer Stoffschicht bedeckt sind. Das Tuch mit Sicherheitsnadeln und/oder Heftpflaster fixieren. Noch einmal in ein Frotteehandtuch einschlagen.

❯ **Die Temperatur sorgfältig prüfen (an der Innenseite des Unterarms)! Kartoffeln sind sehr heiß!**

Das Tuch mit der einlagigen Stoffseite im Bereich des Brustbeins auf die Brust auflegen (und ggf. noch auf dem Rücken) und mit dem Badehandtuch fixieren. Mit einer Decke zudecken.

Die Anwendungsdauer beträgt 30 Minuten oder so lange, bis die Wärme nachlässt. Die Auflage wird maximal einmal am Tag eingesetzt.

▪▪ Besondere Hinweise und Infos

Kartoffeln sind Speicher von feuchter Wärme. Diese feuchte Wärme dringt sehr viel tiefer in das Gewebe ein als trockene Wärme (Wärmflasche, Heizkissen) und ist sehr lang anhaltend.

Kartoffeln sind basisch, sie enthalten viele Mineralstoffe. Dadurch hat die Kartoffelauflage auch eine entgiftende, entsäuernde und entzündungshemmende Wirkung. Es gibt in der Volksmedizin zahlreiche Anwendungen von Kartoffel- oder Maisstärke als Auflagen oder Puder.

▪▪ Frauengesundheit/Frauenwissen

Ein praktischer Vorteil Mit einer Kartoffelauflage erreicht man alle Körperstellen, bei denen eine Wärmflasche unpraktisch ist: der tiefe Rücken, der viele Frauen oft plagt, oder der obere Nackenbereich.

Hier der Wortlaut aus dem Ratgeber *Mein Rezeptschatzkästlein* von Grete Flach, einer herausragenden Kräuterfrau des 20. Jahrhunderts. Sie kombiniert die Kartoffelauflage insbesondere bei Kreuzschmerzen mit einer Einreibung mit Johanniskrautöl: «Bei Kreuzschmerzen Kartoffelumschlag: fünf, sechs Pellkartoffeln kochen, bis sie weich sind, abgießen, auf altes Geschirrtuch, zerquetschen, einwickeln, Hitze am Ellenbogen probieren, über das Kreuz legen, Wolltuch darüber, 15–30 Minuten, abnehmen, Bereich kräftig trockenreiben. Dann einen halben Löffel Johanniskrautöl, Kerze anzünden, Löffel drüber halten, bis das Öl warm ist – dann wird es leichter von der Haut aufgenommen – dann einmassieren, mit beiden Händen, erst hinten, dann ringförmig nach vorne, bis sich die Hände treffen» (Flach 1966, S. 83).

▪▪ Nebenwirkungen, Gegenanzeigen und Wechselwirkungen

❯ Die Kompresse kann sehr heiß sein, wenn sie zu früh aufgelegt wird. Dann kann es im schlimmsten Fall zu Verbrennungen kommen. Daher nie fixieren!

Gegenanzeigen sind hochakute Entzündungen oder wenn Wärme unangenehm ist.

Keine Anwendung (Brustbereich) bei Bluthochdruck oder Sensibilitätsstörungen.

Keine Anwendung bei hochakuten Entzündungen oder Verschlimmerung durch Wärme.

Keine Anwendung bei kleinen Kindern! Bei älteren Kindern anwesend bleiben, falls ihnen die Hitze zu stark ist. Auch bei alten Menschen ist die Wärmeempfindlichkeit nicht mehr gewährleistet. Hier mit eigenen Augen davon überzeugen, dass die Kartoffelauflage nicht zu heiß ist.

Knoblauch, äußerlich

■■ Wirkung
- Antibakteriell
- Antimykotisch

Anwendungsgebiete
- Pilzinfektionen, Nagelpilz

■■ Sie benötigen
Direkte Anwendung
- 1 geschälte Knoblauchzehe
- Pflaster
- Fettcreme

Knoblauchessig (äußerliche Anwendung)
- 0,75 l Apfelessig
- 100 g Knoblauch (ca. 2–3 Knoblauchknollen), geschält und kleingeschnitten bzw. möglichst stark zerkleinert (Mixer, Knoblauchpresse, Reibe)

■■ Durchführung
Es ist durchaus eine traditionelle Empfehlung, eine geschälte Knoblauchzehe zu zerquetschen, den Brei auf die betroffenen Stellen aufzutragen und mit einem Pflaster zu fixieren, am besten über Nacht. Gleichzeitig muss man sich jedoch klar machen, dass Knoblauch auch die Haut reizt. Deswegen würde in diesem Fall die umliegende Haut gut mit einer Fettcreme eingecremt.

Alternativ können Sie – gerade bei Nagelpilz, der eine besonders langfristige Behandlung verlangt – einen Knoblauchessig herstellen und die befallenen Nägel regelmäßig damit auftupfen oder diesen mit Wasser verdünnt aufsprühen (Prophylaxe, gut auch für die Zwischenräume zwischen Fingern oder Zehen). Geben Sie den Knoblauch mit dem Apfelessig in eine weithalsige Flasche (Braunglas) und verschließen sie die Flasche gut. Bei Raumtemperatur lagern, immer wieder aufschütteln und nach 2–3 Wochen abseihen durch einen Kaffeefilter. Der Essig ist 6 Monate haltbar. Günstig ist bei Nagelpilz die Zugabe von 20 Tropfen Teebaumöl – vorausgesetzt, es besteht keine Allergie.

■■ Besondere Hinweise und Infos
Die Anwendung von Knoblauch (auch äußerlich) kann den Geruch von Haut und Atemluft verändern.

■■ Frauengesundheit/Frauenwissen
Es gibt viele Anwendungen, bei denen Knoblauch zwar durchaus wirken würde, er aber zu scharf ist. So gibt es volksmedizinische Rezepte, die Knoblauch lokal bei Scheidenpilz empfehlen. Davon raten wir ab – essen Sie Knoblauch, dann profitieren Sie von der Heilwirkung, ohne irgendein Risiko einzugehen.

■ ■ Nebenwirkungen, Gegenanzeigen und Wechselwirkungen

Bei der Anwendung von Knoblauch bei empfindlicher Haut oder auf der Schleimhaut können Hautläsionen oder Wasserblasen entstehen.

Keine Anwendung bei Herpes simplex.

Knoblauch, innerlich

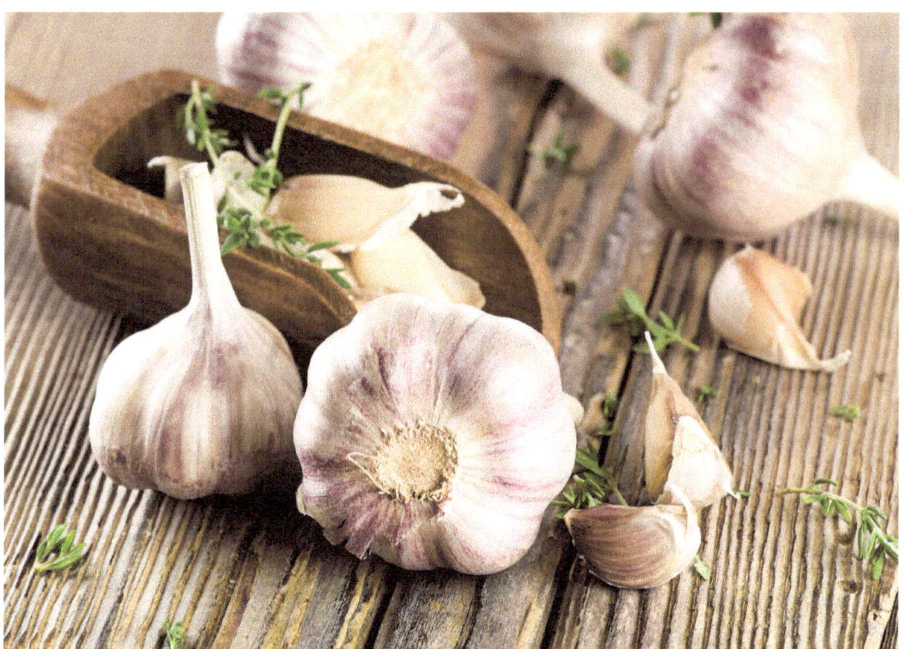

■ **Abb. 15** Knoblauch – ein «pflanzliches Antibiotikum» (© bit24/stock.adobe.com)

■ ■ Wirkung

- Antibakteriell
- Antimykotisch
- Lipidsenkend
- Hemmung der Thrombozytenaggregation
- Verlängerung der Blutungs- und Gerinnungszeit
- Steigerung der fibrinolytischen Aktivität (Kommission E 1988)

Anwendungsgebiete

- Erkältung
- Behandlung und Vorbeugung von Infekten
- Scheidenpilz
- Vorbeugung vor altersbedingten Gefäßveränderungen
- Unterstützung der Therapie bei erhöhten Blutfettwerten

■■ Sie benötigen

- Knoblauch, frisch
  oder auch
- Chinesischer Knoblauch (Soloknoblauch, Monoknoblauch, Knollenknoblauch, japanischer Knoblauch oder Einzehenknoblauch)

Der chinesische Knoblauch besteht nur aus einer einzigen Knolle (die botanisch eine Zwiebel ist) ohne Zehen. Diese ist ca. 2,5–5 cm groß, also etwas kleiner als beim gängigen Knoblauch, und auch etwas milder im Geschmack. Chinesischer Knoblauch ist erhältlich in gut sortierten Gemüsegeschäften oder Supermärkten und in Asia-Läden.

■■ Durchführung

Es ist gesund, Knoblauch in die Ernährung zu integrieren. Das kann durchaus auch im kleineren Umfang stattfinden: öfter etwas Knoblauch zugeben, die Salatschüssel mit Knoblauch ausstreichen, eine dezente Knoblauchnote im Essen einbauen etc. (sehr gut schmeckt Knoblauch in Kombination mit Ingwer, die beiden Gewürze mildern den jeweils anderen Eigengeschmack etwas ab). Eine solche Ernährungsumstellung ist für alle gut. Gerade langfristige Strategien wie eine solche sanfte Ernährungsumstellung helfen bei der Vermeidung oder Behandlung von chronischen Erkrankungen. Legen Sie Knoblauch in Öl ein, entweder als halbierte geschälte Zehen oder kleiner geschnitten (er wird dann intensiver) und verwenden Sie dieses Öl – das ist praktisch und erspart das ständige Säubern der Knoblauchpresse. Sehr gut schmeckt auch die Mischung aus Petersilie, Knoblauch, Zwiebel, Zitronensaft und Olivenöl, die in diesem Buch vorgestellt wird (▶ Petersilien-Zitronen-Knoblauch-Mischung). In vielen anderen Ländern gibt es Gewürzmischungen und -pasten, die täglich genossen werden und Knoblauch enthalten, z. B. in Georgien eine Mischung namens *Ajika* aus rotem Paprika, Knoblauch, Chili und Salz: «Wer Ajika isst, der lebt lange», so heißt es dort. Auch in indischen oder asiatischen Gewürzmischungen ist Knoblauch ein selbstverständlicher Bestandteil, neben Kurkuma, Cumin und Chili (u. a.).

Allerdings ist diese Dosierung nicht ausreichend, will man gezielt Erkrankungen vorbeugen (z. B. grassierenden Infekten) oder den Knoblauch therapeutisch einsetzen.

Als Kur können Sie jeden Tag 1–2 frische, gegarte oder gebratene Knoblauchzehen essen.

Interessant zu wissen   Bei einem drohenden Infekt bietet sich ein sog. Knoblauchbrot an: eine Scheibe Vollkornbrot buttern, mit sehr dünnen Knoblauchscheiben belegen, ggf. auch noch mit Tomaten, Gurken, Gewürzen etc. In Syrien gibt es bei Erkältung »Knoblauch-Salz-Brot«. Dafür werden die Knoblauchzehen aufgeschnitten, in Salz gestippt und auf Brot gegessen. Ein anderes Hausmittel, dieses Mal aus Kambodscha, ist es, bei drohendem Infekt eine Knoblauchzehe zu schälen, kleinzuschneiden, mit einigen zerdrückten Pfefferkörnern in ein Glas zu geben und mit kochendem Wasser aufzugießen. Mit Honig gesüßt trinken. Schmeckt besser, als es sich anhört.

▪▪ Besondere Hinweise und Infos

Knoblauch gilt wie Meerrettich, Brokkoli und Kohl als «pflanzliches Antibiotikum». Die Wirkung von Arzneipflanzen mit antibiotischen Eigenschaften ist vielfältig. Dabei ist nicht ein einzelner Inhaltsstoff für die Wirkung der Pflanze verantwortlich, sondern immer das Zusammenspiel vieler, teils noch unerforschter Stoffe. Knoblauch (*Allium sativum*) gehört zu den Lauchgewächsen und ist verwandt mit Zwiebeln, Schalotten, Lauch, Schnittlauch oder Bärlauch, die alle ebenfalls antibiotisch wirken, wenn auch in geringerem Maße. Wichtige Inhaltsstoffe der Knoblauchzehe sind Alliin (in der unversehrten Zehe), ätherisches «Lauchöl», Vitamin C und E, Eisen, Selen, Kalzium und Phosphor. Das in der ganzen, unversehrten Zehe liegende geruchlose Alliin, eine schwefelhaltige Aminosäure, wandelt sich bei Kontakt mit Luft in die für den typischen Knoblauchgeruch verantwortliche Substanz Allicin um. Allicin ist für den typischen Geruch und Geschmack von Knoblauch und der anderen Lauchgewächse verantwortlich. In der Natur schützt es die Zwiebel vor Fraßfeinden, Parasiten und Pilzen. Von dieser Funktion können Menschen profitieren, wenn sie Knoblauch in der Ernährung, als innerliches oder äußerliches Heilmittel einsetzen. Allicin tötet auch im menschlichen Körper pathogene Keime ab. So wirkt es gegen Pilze, Bakterien, einige Viren und Parasitenlarven. Es tötet Bakterien wie Klebsiellen, Clostridien, Salmonellen und *Staphylococcus aureus* ab, ohne die natürliche Darmflora zu schädigen. Resistenzbildungen sind durch die komplexen Wirkmechanismen kaum möglich. Dies macht den Knoblauch auch bei der Behandlung multiresistenter Keime interessant (Seidel 2017, S. 8).

Wenn Sie den Knoblauch lieber gekocht mögen, müssen Sie ihn in rohem Zustand zerkleinern bzw. zerquetschen, damit sich das Allicin bilden kann. Erst dann bleibt die Allicin-Wirkung beim Kochen erhalten (Warnke 2017). Besonders interessant im Hinblick auf die pilzhemmende Wirkung ist darüber hinaus eine andere Inhaltsstoffgruppe: die sog. Ajoene. Ajoene gehören zu den Schwefelverbindungen und sind auch dafür verantwortlich, dass Knoblauch als natürlicher Gerinnungshemmer wirkt.

Köche sollten geeignete Speisen immer mit zerdrücktem Knoblauch verfeinern: Das beim Quetschen frei werdende Enzym Alliinase fördert die Bildung gesunder Inhaltsstoffe und sorgt dafür, dass diese Substanzen, die sich positiv auf die Blutgefäße auswirken, die große Hitze in Ofen oder Kochtopf länger überdauern. Das haben argentinische Forscher in Kochversuchen herausgefunden. Sie empfehlen, den zerdrückten Knoblauch noch vor dem Kochen 10 Minuten ziehen zu lassen. Dann sei die Konzentration der schützenden Substanzen am höchsten, schreiben die Forscher (Cavagnaro et al. 2007).

▪▪ Frauengesundheit/Frauenwissen

Knoblauch kann unterstützend eingenommen werden bei Scheidenpilz.

Ein altes Rezept aus der Volksmedizin: Zur Vorbeugung von Infekten und Gefäßerkrankungen kann Knoblauch sehr gut mit Zitrone gemischt werden. Dafür 30 geschälte Knoblauchzehen und 5 ungeschälte und unbehandelte Zitronen klein schneiden, in den Mixer geben und zerkleinern. In einen Topf geben, etwa 1 l Wasser dazu gießen und einmal aufkochen. Dann abseihen und in eine Flasche füllen. Im Kühlschrank aufbewahren. 2-mal 3 Wochen lang eine Kur mit Knoblauch-Elixier (1 Schnapsglas täglich) durchführen, dazwischen eine Woche Pause einlegen.

Generell ist eine Kur mit Knoblauch durchaus sinnvoll bei Erkrankungen, die auch durch eine beeinträchtigte Darmflora mit begünstigt werden, z. B. Darmpilze, Hautprobleme etc.

▪▪ Nebenwirkungen, Gegenanzeigen und Wechselwirkungen

❯ **Sollten Sie zur Blutverdünnung gerinnungshemmende Medikamente einnehmen, müssen Sie mit Knoblauch sehr vorsichtig umgehen, denn dieser kann die Werte verändern und die Blutungsgefahr steigern.**

Bei der Einnahme von Knoblauch sind Magen-Darm-Beschwerden wie Übelkeit, Erbrechen oder Durchfall oder allergische Reaktionen beobachtet worden (selten).

Es gibt viele Vorschläge, um die Ausdünstung von Knoblauch über die Haut zu verhindern. Dies ist unseres Wissens nicht möglich, gerade bei hoher Dosierung. Wenn man also beabsichtigt, eine Knoblauch-Kur zu machen, gibt es nur eines: Nase zu und durch!

Kohlauflage

▪▪ Wirkung

- Entzündungshemmend
- Entgiftend
- Abschwellend
- Desinfizierend
- Zudem wirken die Kohlblätter auf der Haut leicht kühlend

Anwendungsgebiete

- Gelenkbeschwerden – rheumatoide Arthritis
- Brustschmerzen
- Milchstau
- Vorbeugung Mastitis
- Geschwollene Brüste bei prämenstruellem Syndrom

▪▪ Sie benötigen

- Weißkohl, die dunklen äußeren Blätter (verträglicher als Wirsing)
- 1 Kompresse
- 1 Mullbinde oder elastische Binde zum Fixieren
- 1 Messer
- 1 Resopal-Brettchen (kein Holzbrettchen verwenden, denn es würde zu viel Kohlsaft aufsaugen)
- 1 saubere, glatte Glasflasche (kein Nudelholz, es saugt ebenfalls zu viel Kohlsaft auf)

▪▪ Durchführung

Kohlblätter abwaschen, trockentupfen und dicke Blattadern herausschneiden, damit es nicht zu schmerzhaftem Druck kommt. Die Blätter auf einem Resopal-Brettchen (Holzbrettchen nehmen den Saft an) mit einer sauberen Glasflasche (Rotweinflasche) rollen, bis etwas Saft austritt (aus diesem Grund auch nicht das Nudelholz verwenden).

Für einen Gelenkwickel die Kohlblätter dachziegelartig überlappend von unten nach oben auf das Gelenk auflegen und mit der Kompresse bedecken. Mit einer Mullbinde oder elastischen Binde umwickeln und fixieren. Anwendung einmal täglich.

Für eine Brustauflage die Blätter dachziegelartig auf die Brust legen. Mit einer Mullbinde oder einem altem BH (falls er noch passt …) fixieren. Die Auflage kann für Stunden liegen bleiben, sollte aber entfernt werden, falls sich der Kohl verfärbt. Die Haut anschließend vorsichtig säubern und eincremen (Brustwarze aussparen) (Sonn et al 2010: 76).

▪▪ Besondere Hinweise und Infos

Ursel Bühring, Gründerin der renommierten Freiburger Heilpflanzenschule, empfiehlt Weißkohlauflagen auch bei schmierigen, schlecht heilenden Wunden. Dafür wird das Kohlblatt weich gewalzt, in Form geschnitten und auf den Grund der Wunde gelegt, sodass das meist reichlich fließende Sekret in das saugende Verbandmaterial ablaufen kann. Die Auflage wird evtl. nach 1–2 Stunden abgenommen, die Wunde wird mit Ringerlösung nachgespült. Die Wundränder werden mit Ringelblumensalbe bedeckt. Diese Information dient keinesfalls der Nachahmung in Eigenregie, sie soll vielmehr einen Hinweis darauf geben, was das Besondere des Kohlblattes als Auflage ist: Kohl «zieht schlechte Säfte» und unterstützt die Ausleitung über die Haut. Verantwortlich dafür sind die antibakteriell wirkenden Senföle, die jedoch erst gebildet werden: dafür ist es erforderlich, dass Vorstufen dieser Senföle, die Senfölglykoside, in Kontakt mit in anderen Blattzellen befindlichen Enzymen treten – das ist der Grund, weshalb die Blätter bei Kohlauflagen, so unterschiedlich überlieferte Rezepte auch sein mögen, immer gewalkt oder gerollt werden. Die Zellwände müssen aufgebrochen werden, damit sich die Senföle bilden und in Kontakt zur Haut treten können.

Kohlauflagen werden eingesetzt bei Gelenkschmerzen aufgrund von Gicht, Arthrose oder Rheuma, ebenso bei Gelenkergüssen. Nach Annegret Sonn, Pionierin der naturheilkundlichen Pflege und Gründerin der LINUM-Schule für naturheilkundliche Methoden der Gesundheits- und Krankenpflege, wird Wirsing eher bei Entzündungen und Verletzungen der Gelenke und Gicht, Weißkohl eher bei Gelenkergüssen eingesetzt (Sonn u. Bühring 2014).

■■ Frauengesundheit/Frauenwissen

Kohlauflagen werden bei Brustentzündung mittlerweile auf der Wochenstation der Berliner Charité durchgeführt, u. a. auch deshalb, weil sie etwas unauffälliger unter dem T-Shirt verborgen sind als Quarkauflagen.

■■ Nebenwirkungen, Gegenanzeigen und Wechselwirkungen

Unverträglichkeit gegenüber Kohl, Hautreizungen, Abneigung gegen Kohl.

Kohlsuppe zum Abnehmen

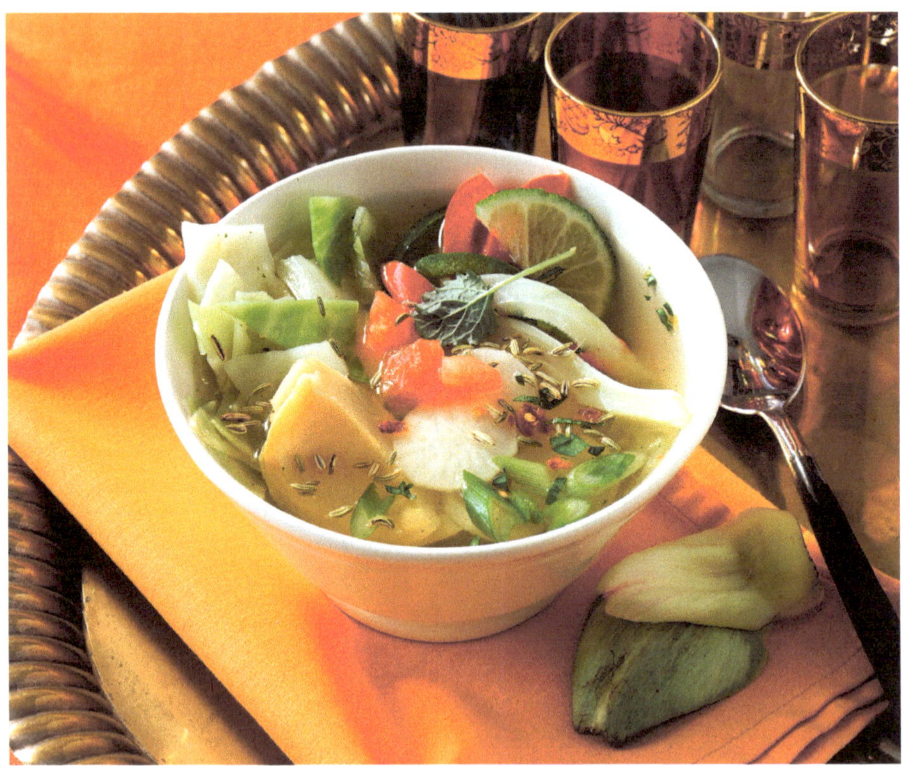

■ **Abb. 16**   Kohlsuppe ist gut geeignet für einen Entlastungstag (© JackStock/stock.adobe.com)

■■ Wirkung

▬ Entlastend

▬ Verdauungsfördernd

Anwendungsgebiete
- Zum Abnehmen
- Zur Stärkung
- Zur Entlastung
- Zur Vorbeugung von Infekten

■■ Sie benötigen
Suppenzutaten nach Geschmack, z. B.:
- **Klassische Kohlsuppe**
  - Weißkohl, Kartoffeln, Zwiebeln, Karotten, Sellerie nach Belieben (Suppengrün), Tomatenmark und Gemüsebrühe, gewürzt mit Paprika, Knoblauch, Kümmel, Thymian, Majoran, Lorbeer, Salz und Pfeffer
- **Borschtsch**
  - Weißkohl, rote Bete, Karotten, Kartoffeln, Sellerie, Zwiebel, Knoblauch, Gemüsebrühe und Tomatenmark, Lorbeerblätter, Salz und Pfeffer. Das Ganze wird serviert mit gehackter Petersilie (und normalerweise mit saurer Sahne)

■■ Durchführung
Gemüse putzen, kleinschneiden, in Wasser bissfest garen, mit Tomatenmark binden, mit Gewürzen abschmecken.

■■ Besondere Hinweise und Infos
Kohl galt lange Zeit als Arme-Leute-Essen. Mittlerweile wird Kohl aber immer beliebter, nicht zuletzt wegen der antibiotischen Senfölglykoside, die auch im Zeichen der Krebsprophylaxe untersucht werden.

Vor einigen Jahren hatte die «magische Kohlsuppe», die v. a. mit Weißkohl zubereitet wird, als Schlankmacher Konjunktur. Der Grund dafür: Kohl enthält besonders viele Ballaststoffe und macht dadurch satt, ohne kalorienreich zu sein, außerdem wichtige Vitamine, Spurenelemente und Mineralstoffe.

Tagein, tagaus Kohlsuppe zu essen, erscheint übertrieben, Gemüsesuppen mit einem hohen Anteil an ballaststoffreichen Gemüsen (wie eben dem Weißkohl) dagegen sinnvoll. Die Ballaststoffe werden unverdaut wieder ausgeschieden.

■■ Frauengesundheit/Frauenwissen
Schwefelhaltige Senfölglykoside sind in Kohl, aber v. a. auch in Senf, Meerrettich, Rettich, Kresse, Kapuzinerkresse etc. enthalten – alles Lebensmittel, die insbesondere die Eiweißverdauung ankurbeln. Nicht umsonst gibt es zu Räucherlachs, Karpfen oder Tafelspitz Meerrettich, zu Würstchen oder Kassler Senf, zu Weißwurst süßen Senf und zu geräuchertem Schweinebauch («Wammerl») Radi-Salat.

■■ Nebenwirkungen, Gegenanzeigen und Wechselwirkungen
Möglicherweise Blähungen. Leichter verträgliche Alternativen zu Weißkohl sind v. a. Spitzkohl und Pak Choi.

Körperpeeling, selbstgemacht

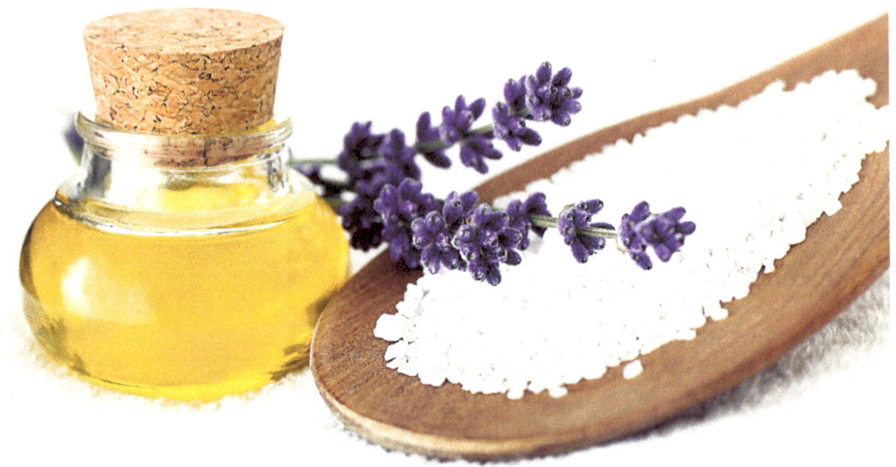

Abb. 17   Öl, Salz und ein schöner Duft – einfache Zutaten für ein selbstgemachtes Peeling (© Reicher/stock.adobe.com)

■■ Wirkung

- Anregung des Hautstoffwechsels, öffnet die Poren
- Verbesserung der Hautatmung und damit der Ausscheidung und Entgiftung über die Haut
- Abtragen alter Hautschüppchen, Förderung der Hauterneuerung
- Honig: pflegend
- Zucker: Peeling-Effekt durch die Kristalle
- Salz: v. a. grobkörniges Meersalz hat ebenfalls einen «Rubbeleffekt», außerdem wirkt Salz stark durchblutungsfördernd und kreislaufanregend

Anwendungsgebiete

- Zur Gesundheitsförderung
- Für die Schönheit
- Für die Durchblutung
- Für den Hautstoffwechsel

▪▪ Sie benötigen

Aus verschiedenen Zutaten, die in jeder Küche enthalten sind, lassen sich Peelings herstellen. Es folgen drei Rezepte:

- Zucker und Öl
  oder
- Salz und Öl
  oder
- Salz und Honig

▪▪ Durchführung
▪ Zucker und Öl

Etwas Zucker in ein Schälchen streuen, gerade so viel Öl dazu geben, dass der Zucker leicht benetzt ist. Jetzt vor dem Duschen bzw. nachdem die Haut kurz nass gemacht wurde, das Peeling auftragen: durch die kristalline Struktur des Zuckers werden Hautschüppchen abgetragen, durch das Öl wird die Haut gepflegt. Erst danach abduschen, die Kristalle lösen sich auf und werden abgespült.

▪ Salz und Öl

Salz (möglichst grobkörniges Meersalz) und Öl so verrühren, dass eine dickflüssige Paste entsteht. Achtung: das Salz wirkt auf osmotischem Weg stark durchblutungsfördernd, die Haut wird rot. Daher sollte man diese Art Peeling nicht direkt vor einer wichtigen Verabredung durchführen.

▪ Salz und Honig

Salz (auch möglichst grobkörniges Meersalz) und flüssigen Honig ebenfalls so verrühren, dass eine dickflüssige Paste entsteht (etwa im Verhältnis 2 Teile Salz:1 Teil Honig). Dafür Salz in ein Schälchen geben und nach und nach Honig unterrühren. Noch angenehmer ist es, wenn man den Honig auf Körpertemperatur erwärmt (Achtung: das geht schnell auf dem Herd). Diese Paste durch kleine kreisende Bewegungen gleichmäßig verteilen, 5–20 Minuten einwirken lassen und dann mit warmem Wasser gründlich abspülen oder gleich in die vorbereitete Badewanne steigen. Das Salz löst sich auf, der Honig ebenfalls. Das Badewasser sollte jedoch nicht heiß, sondern besser körperwarm sein. 30 Minuten nachruhen. Das Salz wirkt zudem kreislaufanregend, daher sollte diese Form des Peelings nicht bei erhöhtem Blutdruck angewendet werden.

Der einzige Wermutstropfen   Nach diesen Anwendungen muss die Badewanne gut ausgespült werden. Gerade bei den beiden Öl-Peelings besteht Rutschgefahr.

▪▪ Besondere Hinweise und Infos

Die Reihenfolge des Einreibens erfolgt im besten Falle ähnlich wie beim Trockenbürsten: von außen nach innen, von rechts nach links. Aus pragmatischen Gründen führt man das Peeling auf der Badewanne sitzend aus, bei den Füßen beginnend, dann folgen die Arme, dann der Körperstamm.

▪▪ Frauengesundheit/Frauenwissen

Gerade Honig stellt eine wunderbare Schönheitspflege für zwischendurch dar: Wenn Ihre Lippen spröde und rissig sind, tupfen Sie etwas Honig darauf und lassen ihn mehrmals über den Tag verteilt etwa 10 Minuten einwirken. Die Inhaltsstoffe des Honigs sorgen dafür, dass die empfindliche Lippenhaut befeuchtet und gestärkt wird und dass wunde Stellen heilen. Etwas professioneller wird das Ganze, wenn man natives Kokosöl und Honig zu gleichen Teilen mischt und in einen sauberen leeren Tiegel mit Deckel (Apotheke) füllt. Diese Zubereitung kann man auch gut in der Handtasche mitnehmen.

▪▪ Nebenwirkungen, Gegenanzeigen und Wechselwirkungen

Keine Anwendung von Salz als Ganzkörperpeeling bei Herz-Kreislauf-Erkrankungen.

Lavendelessig, äußerlich und innerlich

▪▪ Wirkung

- Kombiniert die Wirkung von Lavendel und Apfelessig
- Für die Haare: pflegend, die Durchblutung der Kopfhaut fördernd, entspannend
- Innerlich: beruhigend, ausgleichend

Anwendungsgebiete
- Haarpflege
- Wem Lavendel schmeckt: innerlich im Apfelessig-Honig-Trank

▪▪ Sie benötigen

- 3 EL Lavendelblüten (violett und duftend, nicht mit Grauton!)
- 200 ml Apfelessig

▪▪ Durchführung

Die Lavendelblüten in Essig ansetzen und 2 Wochen ziehen lassen, dann abseihen. Dafür Blüten in eine Flasche mit säurebeständigem Deckel (wegen Schütteln) füllen, z. B. eine ausgekochte Orangensaftflasche mit breitem Hals; auch den Deckel auskochen) und mit leicht erwärmtem Obstessig aufgießen. An einen warmen Platz stellen, z. B. in ein sonniges Fenster. Über 2 Wochen täglich einmal schütteln. Danach abseihen und in eine saubere Flasche umfüllen.

Den Lavendelessig als Haarspülung im Verhältnis 1:10 mit Wasser verdünnen und das Haar nach dem Waschen damit spülen.

▪▪ Besondere Hinweise und Infos

Dieser Essig ist auch sehr gut geeignet, um Parasiten (wie z. B. im Kindergarten oder in der Schule grassierende Kopfläuse) fernzuhalten.

■■ Frauengesundheit/Frauenwissen

Das Haartonikum mit Lavendel geht zurück auf ein historisches Rezept, das angeblich von Kaiserin Sissi verwendet wurde. Das hier vorgestellte Rezept für den Lavendel-Apfelessig stammt von der Kräuterpädagogin Gabriela Nedoma, die sich mit Wildpflanzen und historischer Naturheilkunde beschäftigt, zum Thema «grüne Kosmetik» publiziert hat und Kurse anbietet (*www.gruenekosmetik.at*).

■■ Nebenwirkungen, Gegenanzeigen und Wechselwirkungen

Unverträglichkeit oder Allergien gegenüber Lavendelöl.

Lavendelöl, äußerlich

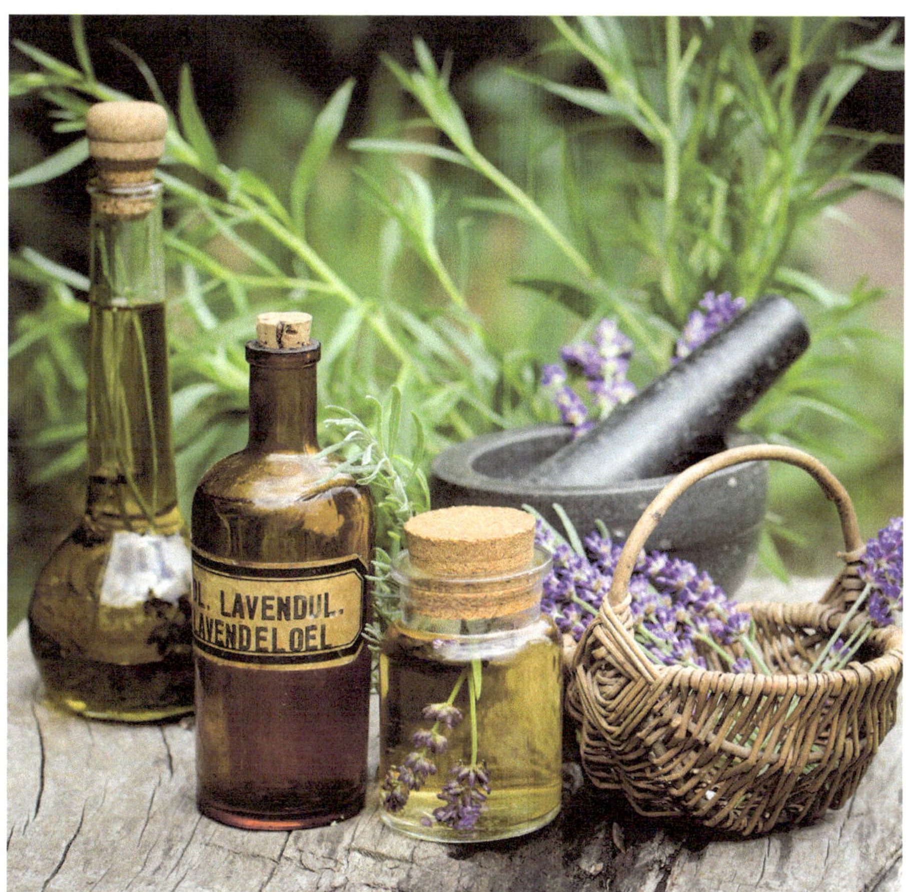

■ **Abb. 18** Lavendel ist für viele verschiedene Zwecke einsetzbar (© Visions-AD/stock.adobe.com)

▪▪ Wirkung

- Entspannend
- Beruhigend, angstlösend
- Ausgleichend: erfrischend bei Müdigkeit und Erschöpfung
- Harmonisierend
- Schmerzlindernd
- Krampflösend
- Außerdem: antibakteriell, antiviral, desinfizierend, antimykotisch, fiebersenkend, immunstimulierend, wundheilend, entzündungshemmend

Anwendungsgebiete

- Allgemeine Entspannung und Verbesserung des Wohlbefindens
- Förderung des Schlafes
- Nervöse Unruhe und alle vegetativen Beschwerden, die durch ein überanstrengtes, überreiztes Nervensystem mitverursacht werden (Kopfschmerzen, Herzbeschwerden, Bluthochdruck, Reizdarm, Reizmagen etc.)
- Verspannungen

Traditionell bei

- Verbrennungen, Verbrühungen, Sonnenbrand
- Verletzungen
- Akuten und chronischen Schmerzen
- Herzbeschwerden ohne organische Ursache
- Kopfschmerzen, auch Migräne
- Krampfadern, Hämorrhoiden
- Pilzerkrankungen
- Menstruationsbeschwerden
- Pubertätskrisen
- Ängsten
- Zur Insektenabwehr
- Zur Narbenpflege

▪▪ Sie benötigen

- Ätherisches Lavendelöl (Lavendel extra – das beste Öl, Lavendel fein) oder
- Ein fettes Öl mit Lavendel, z. B. Lavendelöl 10%

▪▪ Durchführung

Bei Kopfschmerzen und nervösen Beschwerden kann – besonders unterwegs – ein Roll-on-Stift verwendet werden.

Die nächste einfache Anwendung besteht darin, 2–3 Tropfen des reinen ätherischen Öls in den Handinnenflächen zu verreiben und damit das Kopfkissen einzureiben. Dieses eignet sich insbesondere bei Schlafstörungen, Gedankenkreisen und Ängsten.

Für ein Fußbad: 1–2 Tropfen Lavendelöl in Sahne oder Honig emulgieren, in eine Fußwanne mit warmem Wasser geben.

Bei kleinflächigen Verbrennungen: unverdünnt auftragen.

Mit dem bereits verdünnten Öl können vor dem Schlafengehen sehr gut die Füße eingerieben werden, aber auch der Bauch oder der Brustbereich.

■■ Besondere Hinweise und Infos

Lavendel enthält mindestens 1,5% ätherische Öle. Dieser Duft erinnert nicht nur an einen sonnigen Nachmittag in der Provence, er wirkt zudem noch beruhigend und entspannend. In besonderem Maße ist Lavendel angezeigt, wenn die nervöse Unruhe mit Gedankenkreisen einhergeht. Daneben ist Lavendelöl, wie die Anwendungsgebiete zeigen, ein echter Allrounder.

Es gibt verschiedene Lavendelsorten, die unterschiedliche Wirkungsschwerpunkte haben. Nur der echte Lavendel – *Lavandula angustifolia* – hat die bekannten Wirkungen auf das Nervensystem (Zimmermann 2011). Für die insektenvertreibende Wirkung gelten andere Lavendelarten als besonders wirkungsvoll, z. B. der Speik-Lavendel oder der Schopflavendel (*www.lavendel.net*). Dann gibt es auch noch eine Hybride zwischen echtem Lavendel und Speik-Lavendel, die als Lavandin im Handel angeboten wird. Wildformen duften oft intensiver als Kulturpflanzen, außerdem sollten Lavendelblüten immer ungespritzt sein, man möchte ja schließlich nicht die Wäsche mit Pestiziden verseuchen.

❯ Daher auf jeden Fall naturreine Öle verwenden!

■■ Frauengesundheit/Frauenwissen

Ein Fläschchen naturreines ätherisches Lavendelöl, eine Flasche verdünntes Lavendelöl und ein Roll-on-Stift gehören in jeden Frauenhaushalt. Praktisch für die Handtasche ist ein Roll-on-Stift mit Lavendelöl, erhältlich in der Kosmetikabteilung eines gut sortierten Bioladens.

Die Fachbuchautorinnen Monika Werner und Ruth von Braunschweig empfehlen Lavendelöl auch gegen Lymphstau nach Brustamputation und zur Bestrahlungsprophylaxe und -nachsorge, gegen Menstruationsbeschwerden, klimakterische Beschwerden, bei Schwangerschaftsstreifen, zur Geburtsvorbereitung und Geburt, bei Wochenfluss, Brustdrüsenentzündung, Schlafstörungen auch von Kindern und Pubertätskrisen (Werner u. von Braunschweig 2014, S. 151f).

Es gibt interessante Studien über die äußerliche Anwendung von Lavendelöl bei Demenzpatienten, die unter Unruhe leiden (Uehleke u. Kerckhoff 2012). Diese ist sicherlich einen Versuch wert, bevor u. U. zusätzliche chemisch-synthetische Beruhigungsmittel herangezogen werden. Gerade, wenn ältere Menschen mit Lavendelduft angenehme Assoziationen verbinden, kann ihnen Lavendelöl auch in ungewohnter Umgebung (Krankenhaus) einen Hauch von Vertrautem vermitteln.

Relativ neu ist die Anwendung von Lavendelöl innerlich als Fertigarzneimittel (Anxiolytikum; Indikation: Unruhezustände bei ängstlicher Verstimmung) aus der Apotheke (Fertigarzneimittel Lasea), in dem die Wirkstoffe Linalool und Linalylacetat standardisiert dosiert sind. Die Einnahme sollte mit dem Hausarzt besprochen werden. Lavendelöl ist derzeit im gesetzlichen Krankenversicherungssystem nicht erstattungsfähig, von der Verwendung in der Schwangerschaft wird abgeraten.

■ ■ **Nebenwirkungen, Gegenanzeigen und Wechselwirkungen**
Häufig Aufstoßen, Übelkeit (meist vorübergehend).

Lavendelsalbe, selbstgemacht

■ ■ **Wirkung**
- Pflegend
- Beruhigend
- Schmerzlindernd
- («Salbe für die Handtasche»)

Anwendungsgebiete
- Hautpflege
- Bei kleineren Verletzungen
- Insektenstiche

■ ■ **Sie benötigen**
- 100 g Öl, z. B. Olivenöl
- 10 g geraspeltes Bienenwachs
- 10–15 Tropfen Lavendelöl

■ ■ **Durchführung**
Öl mit Wachs in einem Glas unter Rühren im Wasserbad langsam erwärmen, bis sich das Wachs gelöst hat. Vom Wasserbad nehmen und unter die fertige, handwarme Mischung das ätherische Öl rühren. In ein sauberes Glas oder einen Tiegel füllen, mit einem Tuch bedecken, abkühlen lassen. Verschließen und beschriften.

■ ■ **Besondere Hinweise und Infos**
Lavendel wirkt schmerzlindernd, beruhigend auf die Haut und auch gegen Insektenstiche.

■ ■ **Frauengesundheit/Frauenwissen**
Das Rezept stammt von Natascha von Ganski, Leiterin der Heilpflanzenschule ALCIMIA und Autorin des schönen Ratgebers *Die neue Pflanzenheilkunde für Frauen*, für das Annette Kerckhoff die Pflanzenporträts geschrieben hat (Ganski u. Gerhard 2011, S. 239).

■ ■ **Nebenwirkungen, Gegenanzeigen und Wechselwirkungen**
Nicht bekannt. Abneigung gegen Lavendelduft.

Leberauflage

■■ Wirkung

- Fördert die Durchblutung der Leber
- Führt damit zu einer Anregung der Verdauung und einer verstärkten Entgiftung
- Entspannend
- Leichte Dämpfung des Sympathikus

Anwendungsgebiete

- Als gesundheitsfördernde Maßnahme zur Leberpflege
- Zur Entgiftung
- Beim Fasten
- Bei Medikamenteneinnahme, um die Aufnahme und Ausscheidung der Medikamente über die verstärkte Leberdurchblutung zu unterstützen
- Zur Verbesserung des Wohlbefindens

■■ Sie benötigen

- 3 Geschirrhandtücher (Innentuch, Zwischentuch, Auswringtuch), das Innentuch sollte möglichst aus Leinen sein
- 1 Frotteehandtuch (Außentuch, z. B. ein Badehandtuch)
- 1 Schüssel
- 0,5 l (ca.) Heißes Wasser oder Schafgarbentee (dafür 2 gehäufte TL Schafgarbenkraut mit ½ Liter kochendem Wasser übergießen, zugedeckt 3 Minuten ziehen lassen, abseihen)
- 1 Wärmflasche, mit heißem Wasser gefüllt

Die beschriebene Variante mit den häuslichen Utensilien eignet sich v. a. für «Einsteiger». Gleichzeitig soll an dieser Stelle auf die sehr angenehmen Leibwickel von Ursula Uhlemayr, der deutschen Wickelpionierin, Dozentin und Fachautorin zum Thema *Wickel und Auflagen* hingewiesen werden. Sie hat Wickelmaterialien in Bioqualität entwickelt, u. a. einen Innenwickel aus Waffelpikee und Außenwickel aus Wolle mit Klettverschluss, die sich gerade für den Leberwickel besonders eignen (über Internet zu beziehen).

■■ Durchführung

Die Wärmflasche flach füllen und bereitlegen. Wasser oder Tee vorbereiten. Das Frotteehandtuch auf dem Bett auslegen, in Höhe des Oberkörpers. Das Tuch soll groß genug sein, dass man es 1½-mal um den Oberkörper legen kann – so bleibt die Auflage länger warm. Das Leinentuch 6- bis 8-fach bis auf DinA4-Größe falten, zusammenrollen. Dieses «Paket» in ein weiteres Geschirrhandtuch («Auswringtuch») einschlagen, dessen Ränder am Ende über das eingerollte Wickeltuch hinausgehen (wie ein Knallbonbon zu Silvester) – gemacht wird dies, damit man das Wickeltuch in das heiße Wasser eintauchen kann, ohne mit den Händen in das heiße Wasser zu kommen. Das Tuch in die Schüssel legen, die Ränder des Auswringtuchs ragen über den Schüsselrand hinaus. Mit dem heißen, nicht mehr kochenden Wasser oder Schafgarbentee übergießen, vollsaugen lassen, dann sehr gut auswringen (das funktioniert sehr gut um einen Wasser-hahn herum).

Das Innentuch aus dem Auswringtuch nehmen, die Temperatur prüfen (Innenseite Unterarm/Handgelenk), mit dem Tuch leicht an die zu behandelnde Hautpartie fächeln. Sobald die Temperatur als angenehm empfunden wird, das Innentuch rasch und falten-frei anlegen. Danach das trockene Zwischentuch (ein solches verwendet man gerade beim Schafgarbentee: so bleibt das Frotteehandtuch trocken und sauber). Nun das be-reitgelegte Frotteehandtuch um den Körper wickeln. Wärmflasche auflegen. Ruhen. Anwendung ca. 20 Minuten bzw. so lange, bis die Auflage unangenehm wird oder aus-kühlt. Sehr gut kann man die Leberauflage, wenn dies möglich ist, nach dem Mittagessen oder in der Mittagspause durchführen.

■■ Besondere Hinweise und Infos

Die feucht-warme Leberauflage wird auch als «Leberdusche» bezeichnet. Sie führt dazu, dass die Leber besser durchblutet wird – und hat damit systemische Wirkungen.

In der anthroposophischen Medizin gehört die tägliche Leberauflage mit Schaf-garbentee zum festen Therapieplan; sie ist sehr angenehm, durchwärmt die Bauchregion, sorgt indirekt für eine Ruhepause und strukturiert den Tagesablauf.

Informationen zur Funktion der Leber und den Symptomen einer «erschöpften» Leber finden sich unter ▶ Wasser mit Zitronensaft.

■■ Frauengesundheit/Frauenwissen

Die Krankenschwester und B.Sc. Naturheilkunde Stanislava Marciniak hat ihre Bachelor-Arbeit zur Leberauflage geschrieben (Marciniak 2015). In der Arbeit wurde die lange Tradition des Leberwickels, aber auch die unzureichende Studienlage deutlich.

■■ Nebenwirkungen, Gegenanzeigen und Wechselwirkungen

❯ Achtung: Verbrennungsgefahr!

Keine Anwendung bei akuten Entzündungen, instabilem Kreislauf, Fieber, Leberkarzi-nom oder -metastasen, Hautveränderungen, akuten Bauchschmerzen.
Bei Allergie gegen Korbblütler keine Anwendung von Schafgarbentee.
Nebenwirkung: Rötung der Haut

Leinöl, innerlich

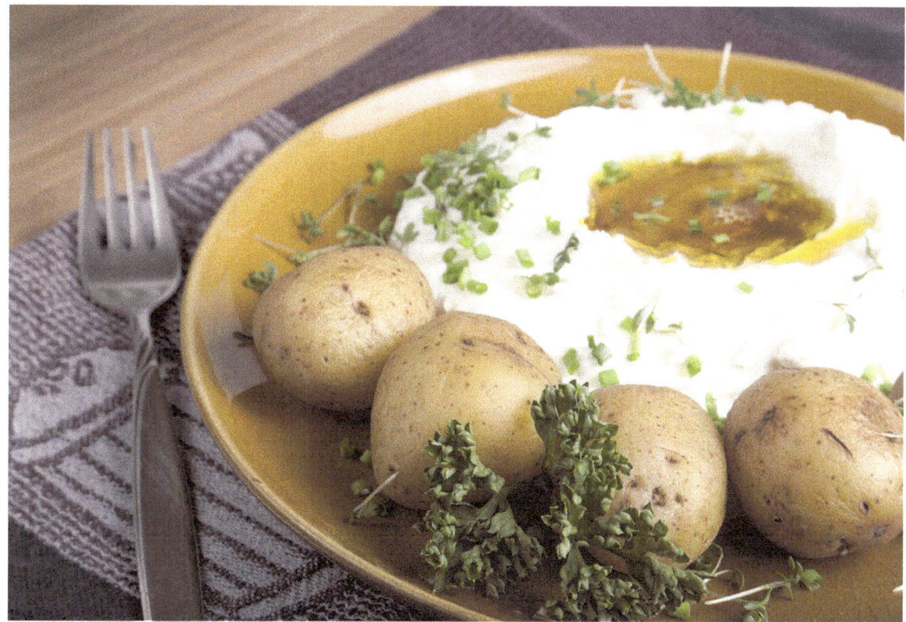

Abb. 19 Pellkartoffeln, Quark und Leinöl sind eine vollwertige und sehr gesunde Mahlzeit (© reinhardseidel/stock.adobe.com)

Wirkung
- Liefert wichtige Fettsäuren

Anwendungsgebiete
- Allgemeine Gesundheitsvorsorge
- Für Herz und Kreislauf
- Wechseljahresbeschwerden (auch Vorbeugung)
- Stimmungsschwankungen
- Erschöpfung
- Zur Vorbeugung und unterstützenden Behandlung von Krebserkrankungen

Sie benötigen
- Hochwertiges Leinöl

Durchführung
1 TL–1 EL Leinöl täglich.

▪▪ Besondere Hinweise und Infos

In den Schalen von Leinsamen befinden sich die Quellstoffe, im Inneren der Früchte Fettsäuren, v. a. bestimmte Omega-3-Fettsäuren, die bis zu 70% der Fettsäuren im Leinöl ausmachen. Leinöl ist eine sehr gute Quelle, um diese Fettsäuren zuzuführen. Mehr und mehr Studien empfehlen den Verzehr von Leinöl zur Vorbeugung von Krebserkrankungen sowie für die Gesundheit von Herz und Nervensystem (Kerckhoff u. Elies 2009).

Kaufen Sie das Öl bei einer guten Ölmühle, nehmen Sie nur eine kleine Menge und bewahren sie es licht- und luftgeschützt auf (Alu-Dose, dunkle Glasflasche). Leinöl kann im Kühlschrank (in der Kühlschranktür und auch im Null-Grad-Bereich) gelagert und auch gut eingefroren werden (es bleibt flüssig).

▪▪ Frauengesundheit/Frauenwissen

Entscheidend hat die Fettforscherin Dr. Johanna Budwig (1908–2003) zur Erforschung und der Verbreitung des Leinöls beigetragen. Sie war es, die die entscheidende Bedeutung von ungesättigten Fettsäuren im menschlichen Stoffwechsel herausfand. Quark, so Budwig, half dabei, die Aufnahme der Fettsäuren zu erleichtern, sodass sie die Kombination von Leinöl und Quark zur Gesundheitspflege und Selbstbehandlung zahlreicher Erkrankungen empfahl.

Auch bei Wechseljahresbeschwerden ist die Zufuhr von Leinöl empfehlenswert. Verantwortlich für die heilsame Wirkung in den Wechseljahren sind nicht die Fettsäuren, sondern die sog. Lignane, die zur Gruppe der Phytoöstrogene gehören. Diese docken an Hormonrezeptoren an und können – wenn auch in bedeutend geringerem Ausmaß – östrogenartig wirken. Belegt ist eine positive Wirkung bei Hitzewallungen.

▪▪ Nebenwirkungen, Gegenanzeigen und Wechselwirkungen

Ungesättigte Fettsäuren reagieren leicht mit Sauerstoff, sie oxidieren und werden dadurch ranzig und gesundheitsschädlich. Gerade weil Leinöl einen derart hohen Anteil an ungesättigten Fettsäuren hat, gilt dies für dieses Öl in besonderem Maße.

Leinsamen, innerlich

▪▪ Wirkung

- Liefert wichtige Fettsäuren
- Liefert Ballaststoffe/Quellstoffe

Interessant zu wissen   Möchte man v. a. die abführende und «schleimende» Wirkung der Leinsamen nutzen, so sollte man zu den Samen greifen. Steht die Nutzung der Fettsäuren im Vordergrund, ist das reine Öl zu bevorzugen.

Anwendungsgebiete

- Allgemeine Gesundheitsvorsorge
- Darmträgheit
- Erleichterung der Darmentleerung und Erweichung des Stuhls, auch bei Hämorrhoiden
- Wechseljahresbeschwerden (unterstützend)
- Als Leinsamenschleim bei Magenbeschwerden
- Als Leinsamenschleim bei Reizhusten und wundem Hals

▪▪ Sie benötigen

- Leinsamen (sie dürfen nicht ranzig riechen oder ranzig/bitter schmecken!)
- Wasser oder eine andere Flüssigkeit

Leinsamen quellen nicht in Milch und Milchprodukten, da sich die Mehrfachzucker des Leinsamens nicht mit Milch binden

▪▪ Durchführung

1 TL–1 EL Leinsamen täglich einnehmen.

Leinsamen mit viel Flüssigkeit (1 großes Glas Wasser/1 TL Leinsamen) einnehmen. Als Faustregel gilt, 10-mal so viel Wasser wie Leinsamen einzunehmen. Soll mit den Schleimstoffen die Magenschleimhaut beruhigt werden, so ist es sinnvoll, die Samen bereits im Vorfeld über Nacht quellen zu lassen (Kühlschrank) oder noch besser einen Leinsamenschleim zuzubereiten (s. unten). Ist dagegen ihre quellende und schleimende Wirkung erst im Darm erwünscht (z. B. bei Darmträgheit), sollte man die Samen gemeinsam mit viel Wasser einnehmen, damit sie erst nach der Passage von Mundhöhle (Kohlenhydratverdauung) und Magen quellen.

Werden die Leinsamen nur wenig gekaut, so bleiben sie meist ganz und werden zum Großteil wieder ausgeschieden. In diesem Fall haben Leinsamen nur wenige Kalorien. Werden geschrotete Samen verwendet oder die Leinsamen gut gekaut, so werden die enthaltenen Fettsäuren mitgenutzt. Das Ganze ist dann kalorienreicher. Werden die Samen bereits geschrotet gekauft, werden sie sehr schnell ranzig.

▪ Leinsamenschleim bei Magenbeschwerden

½ l Wasser in einem Topf zum Kochen bringen, 1–2 EL Leinsamen (ganz oder geschrotet) dazugeben, auf kleiner Flamme 2 Minuten köcheln lassen, sofort durch einen feinen Durchschlag absehen und in eine Thermoskanne geben. Über den Tag verteilt in kleinen Schlückchen trinken. Langsam die Kehle hinunterrinnen lassen und schlucken. Vor Gebrauch die Kanne jeweils schütteln. Eine einfachere Variante ist es, Leinsamen in einen leeren Papierteefilter zu geben und direkt in der Tasse mit heißem, nicht mehr kochendem Wasser zu übergießen. Dann ca. 10 Minuten ziehen lassen.

Traditionell ließ man Leinsamen übrigens in kaltem Wasser quellen. Das ist zwar günstig für das Quellen, gleichzeitig ist aber das Risiko einer Keimbesiedelung gegeben.

> ❯ Daher den Leinsamen bitte im Kühlschrank quellen lassen und möglichst nach dem Quellen noch einmal kurz erwärmen, um vorhandene Keime abzutöten. Dann durch ein Mulltuch oder ein sehr feines Sieb absehen.

«Kü-Ka-Lei-Wa»

Eine besonders magenfreundliche Variante des Leinsamenschleims ist «Kü-Ka-Lei-Wa» mit den Bestandteilen Kümmel, Kartoffel, Leinsamen und Wasser. 1 Kartoffel schälen und klein schneiden, gemeinsam mit 2 TL Leinsamen (nicht geschrotet) und 1 TL Kümmelsamen mit 1 l Wasser aufsetzen, 20 Minuten köcheln lassen, dann abseihen(!) und in eine Thermoskanne füllen. Über den Tag verteilt trinken. Schmeckt nicht besonders gut, wirkt aber über den Kümmel krampflösend und über die Kartoffel basisch. Das Rezept ist auch geeignet bei Sodbrennen (Elies, mündlich).

■ Leinsamenschleim bei Reizhusten und wundem Hals

Bei Husten, Reizhusten und v. a. einer wunden Rachenschleimhaut kann als «schneller Hustensirup» ein Leinsamenschleim hergestellt werden und gute Dienste leisten, wenn er über den Tag verteilt in kleinen Schlucken getrunken wird. Wird nach dem Köcheln (s. oben) zügig abgeseiht, entsteht eine Flüssigkeit, die etwas dickflüssiger, jedoch noch nicht schleimig ist und die auch von Kindern gerne getrunken wird. Bei Husten kann zusätzlich Honig zugefügt werden, der Leinsamenschleim könnte durchaus auch in einem Hustentee köcheln. Auch hier gilt, die Thermoskanne vor Gebrauch kurz zu schütteln. Gut kann zur Geschmacksverbesserung vor dem Servieren auch etwas Zitronensaft zugefügt werden.

In der Volksmedizin wird abgeseihter Leinsamenschleim als «Spülung» gegen Mundschleimhaut-, Rachen- und Zahnfleischentzündungen empfohlen. Dafür 1 EL Leinsamen mit 200 ml kaltem Wasser übergießen. 60 Minuten einweichen lassen, ab und zu umrühren, abseihen. Im besten Fall leicht erwärmen.

■■ Besondere Hinweise und Infos

Die Qualität der Leinsamen als Arzneimittel hängt von den Anbau-, Ernte- und Lagerbedingungen ab. Wird die Ernte maschinell im großen Stil durchgeführt, kann es zu Verunreinigungen mit Steinen oder anderen Samen kommen. Zu feuchte Lagerung kann zu einer unerwünschten vorzeitigen Schleimbildung führen. Unreife, bitter oder ranzig schmeckende Samen, die zudem eventuell noch Rückstände von Pestiziden aufweisen, sind für den Einsatz als Arzneimittel ebenfalls ungeeignet.

Darüber hinaus gibt es im Handel auch leicht aufgebrochenen gelben oder goldgelben Arzneileinsamen, der eine besonders hohe Quellfähigkeit aufweist (Reformhaus, Apotheke). Dieser Leinsamen wird leicht gequetscht. Dadurch werden die Samenschalen aufgebrochen, und die hier befindlichen Schleime lassen sich besser verwerten. Die Zellen, in denen das Öl enthalten ist, bleiben jedoch unversehrt, sodass es zu keinem Kontakt des Öls mit Sauerstoff kommt. Aufgeschlossene Leinsamen sind daher haltbarer als geschroteter Leinsamen und quellen besser als ganze, nicht aufgeschlossene Samen.

Menschen mit Zahnprothesen sollten Leinsamen zügig hinunterschlucken, damit die Samen nicht unter die Prothese geraten und dort quellen.

■■ Frauengesundheit/Frauenwissen

Interessanterweise wird Leinsamenschleim volksmedizinisch zur Vorbereitung einer Geburt eingesetzt. So wird empfohlen, ab der 34. Schwangerschaftswoche täglich 1 EL angestoßenen Leinsamen (Reformhaus) mit viel Flüssigkeit einzunehmen, da dies eine gute Wirkung auf die Schleimhäute habe.

Ältere Hebammen berichten übrigens, dass Leinsamenschleim kurz vor einer (ohnehin anstehenden) Entbindung eingesetzt wurde, um die Geburt einzuleiten – vermutlich durch die Anregung der Darmperistaltik.

■■ Nebenwirkungen, Gegenanzeigen und Wechselwirkungen

Ungesättigte Fettsäuren reagieren leicht mit Sauerstoff, sie oxidieren und die Fette werden dadurch ranzig und gesundheitsschädlich. Daher geschrotete Leinsamen schnell verbrauchen.

Nebenwirkungen bei der Einnahme von Leinsamen entstehen in der Regel dann, wenn Anwendungsfehler gemacht werden, d. h., wenn nicht ausreichend Flüssigkeit eingenommen wird. Es kann dann zu Blähungen kommen.

Keine Anwendung von Leinsamen bei Verengungen im Verdauungstrakt (Stenosen), Divertikeln, Schluckstörungen, Stuhlverhalt, Darmverschluss, Blutungen im Magen-Darm-Trakt. Es besteht die Gefahr, dass die Leinsamen steckenbleiben oder verklumpen, insbesondere dann, wenn zu wenig getrunken wird.

Leinsamen, äußerlich

■■ Wirkung

- Wärmend
- Befeuchtend
- Entzündungshemmend
- Durchblutungsfördernd
- Schleimlösend

Anwendungsgebiete
- Bei verstopfter Nase
- Nasennebenhöhlenentzündung (Arzt!)

■■ Sie benötigen
- Leinsamen, geschrotet
- Wasser
- Mullkompresse (Einmalkompresse), Heftpflaster
- Alternativ: Teepapierfilter
- Ggf. zum Fixieren: Zwischentuch (Küchenkrepp, Waschlappen), Stirnband

■■ Durchführung
■ Generelle Anleitung

Leinsamenauflagen dienen dazu, zu wärmen und zu erweichen (Uhlemayr u. Wolz 2015, S. 48) Eine Tasse mittelfein geschroteten Leinsamen in einem Topf mit einer Tasse Wasser übergießen, kurz aufkochen, sodass ein dicker Brei entsteht. 1–2 Minuten nachquellen lassen. Den Brei 1–2 cm dick in eine Mullkompresse geben. Tuchränder zusammenfalten. Mit Heftpflaster fixieren. Temperatur prüfen, dann die einlagige Stoffseite auf die Haut legen. Mit einem Zwischentuch und einem fixierenden Außentuch befestigen. Im Gesicht ist es meist nicht nötig, zu fixieren.

■ Bei Nasennebenhöhlenentzündung

Als Wärmeträger kann Leinsamen auch als Auflage bei Nasennebenhöhlenentzündung (Sinusitis) eingesetzt werden. Dafür wird ein Leinsamenbrei hergestellt (s. oben). Alternativ können Sie die Leinsamen in einen leeren Teebeutel, wie er für losen Tee verwendet wird, füllen, mit heißem Wasser übergießen und einige Minuten quellen lassen. Das Leinsamensäckchen vorsichtig ausdrücken, die Temperatur sorgfältig prüfen und auf Kieferhöhlen oder Stirnhöhle auflegen, ggf. den Teebeutel noch in eine oder zwei Lagen Küchenkrepp einschlagen, wenn sich der Schleim auf der Haut unangenehm anfühlt oder es zu heiß ist. Sie können auch mehrere Kompressen vorbereiten und diese dann zwischen zwei mit heißem Wasser gefüllten Wärmflaschen warm halten. Wenn die erste Leinsamenkompresse abgekühlt ist, wird die nächste Kompresse verwendet.

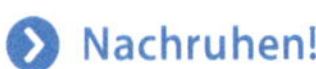 **Nachruhen!**

■■ Besondere Hinweise und Infos

Bei Leinsamenauflagen gegen Erkältungen und Nasennebenhöhlenentzündung kann ein wenig frisch geriebener Ingwer in den warmen Leinsamenbrei gerührt werden. Nicht zu viel nehmen! Haut vorher einfetten. Augen schließen.

■■ Frauengesundheit/Frauenwissen

Chronische Neben- oder Stirnhöhlenentzündungen sind ein oft unterschätztes Problem. Als Entzündungsherd beanspruchen sie das Immunsystem. Hier ist Wärme eine alte volksmedizinische Anwendung, ob nun mit der Rotlichtlampe, der hier beschriebenen Leinsamen- oder einfach einer Kartoffelauflage. Probieren Sie es aus – eine Wärmeauflage auf der Stirn oder den Wangen ist wirklich angenehm!

Die äußerliche Anwendung von Leinsamenschleim bei Geburten wurde übrigens bereits von der großen Ärztin des Mittelalters, Trotula, erwähnt. Sie befasste sich damit, wie man schwierige Geburten mit Dammriss verhindern könnte und schrieb: «Wenn das Kind nicht auf die Art und Weise heraus kommt wie es sollte, also wenn die Beine oder Arme zuerst kommen, lasst eine Hebamme mit einer kleinen, weichen und dem Absud aus Leinsamen und Bockshornklee angefeuchteten Hand helfen und lasst sie das Kind zurückschieben und es in seine korrekte Stellung bringen.» (zitiert in: Nusser 2009).

■■ Nebenwirkungen, Gegenanzeigen und Wechselwirkungen

Verbrennungsgefahr!
Keine Anwendung bei fiebriger Nasennebenhöhlenentzündung.

Linsenbad

■ ■ Wirkung

- Schmerzlindernd
- Steigert die Durchblutung, steigert den Stoffwechsel
- Führt zu Muskelentspannung
- Steigert die Dehnbarkeit des Bindegewebes (Loddenkemper u. Burmester 2007)

Anwendungsgebiete

- Arthrose
- Kalte Finger
- Kribbeln der Hände oder Finger
- Steife Hände und Finger

■ ■ Sie benötigen

- 1 große Schüssel, in der beide Hände bequem Platz finden
- Trockene Linsen, Erbsen oder Bohnen
  oder
- Rapskörner (Rapssamen), die ebenfalls verwendet werden können

Sie benötigen so viele Körner in der Schüssel, dass die Hände gut bedeckt werden

■ ■ Durchführung

Hülsenfrüchte bzw. Rapskörner in der Mikrowelle oder im Backofen aufwärmen (100°C ca. 15–20 Minuten). Die Temperatur prüfen und mit beiden Händen hineingreifen, die Körner kneten und durch die Finger gleiten lassen. Anwendungsdauer: ungefähr 10–15 Minuten pro Tag (Schweiz 2016).

Wenn Sie Rapskörner verwenden, bekommen Sie durch das enthaltene Öl extra noch eine Pflege für Ihre Hände.

■ ■ Besondere Hinweise und Infos

Wärmen Sie nur drei Viertel der Hülsenfrüchte bzw. Rapskörner in der Mikrowelle auf und nutzen Sie den Rest zum Ausgleichen der Temperatur, falls die gewärmten Hülsenfrüchte/Körner zu heiß sind.

■ ■ Frauengesundheit/Frauenwissen

Probieren Sie aus, was gut für Sie ist. Vielen Frauen tut Wärme gut. Haben Sie aber das Gefühl, dass Ihnen die Wärme nicht behagt, legen Sie Linsen, Rapssamen (oder Kieselsteine) in einem Beutel in den Kühlschrank und füllen Sie die Schüssel damit.

Übrigens Aus der Erfahrung einer der Autorinnen: Es ist gut, immer ein kleines Säckchen mit Rapskörnern in einer luftdichten Dose im Kühlschrank zu haben, um damit kleine Blessuren oder blaue Flecken zu kühlen oder um es auf Stirn oder Augen zum Entspannen oder gegen Kopfschmerzen aufzulegen.

■■ Nebenwirkungen, Gegenanzeigen und Wechselwirkungen

Wie beschrieben – wenn Wärme nicht angenehm ist, auf Kälte umschwenken.

Mandeln, innerlich

■■ Wirkung

— Basisch

Anwendungsgebiete
- Sodbrennen in der Schwangerschaft
- Heißhunger auf Süßes
- Wertvolles Lebensmittel für zwischendurch

■■ Sie benötigen

— 4–6 süße Mandeln

■■ Durchführung

Über den Tag verteilt 6 Mandeln einzeln lange kauen.

■■ Besondere Hinweise und Infos

Mandeln wirken basisch, sie puffern die Magensäure ab und beruhigen den Magen.

❯ **Möglichst keine kalifornischen Mandeln verwenden (die Mandelbestäubung wird nur unter hohen Verlusten der eingesetzten Bienenvölker erreicht), sondern Mandeln aus Bio-Anbau.**

■■ Frauengesundheit/Frauenwissen

Ein anderes Hausmittel mit ähnlicher Wirkung ist das Kauen von einem Stückchen rohe Kartoffel, das in Ausnahmefällen in kleinem Umfang auch durchgeführt werden kann. Kartoffeln sind besonders basisch.

■■ Nebenwirkungen, Gegenanzeigen und Wechselwirkungen

Mandelallergie (selten).

Mandelreinigung und -peeling, selbstgemacht

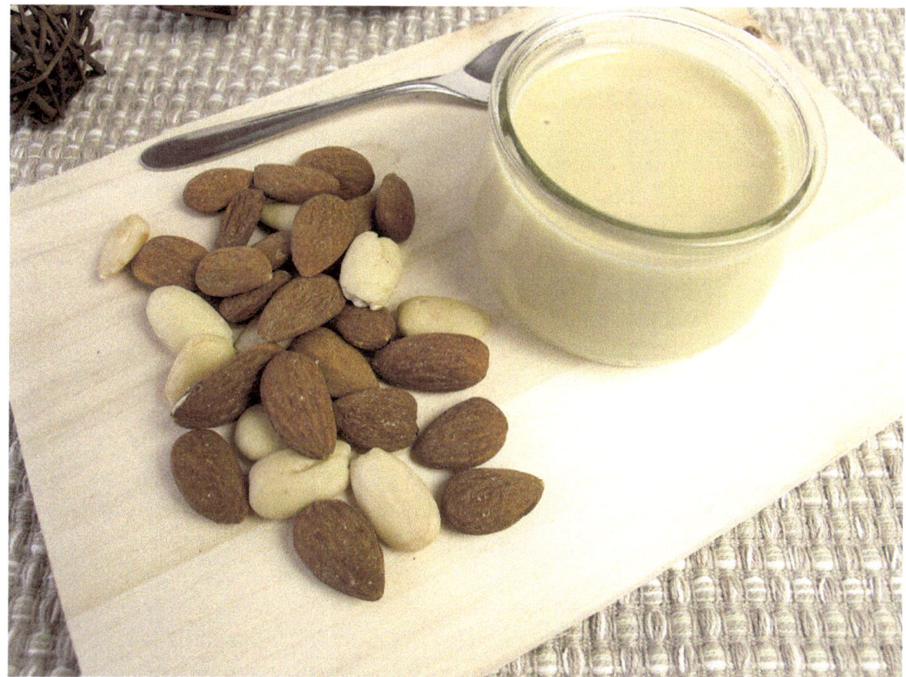

■ Abb. 20 Mandelmus wird normalerweise verzehrt, kann aber auch für die Hautpflege eingesetzt werden (© Heike Rau/stock.adobe.com)

▪▪ Wirkung
- Reinigend
- Pflegend
- Rückfettend

Anwendungsgebiete
- Zur Gesichtsreinigung

▪▪ Sie benötigen
- **Mandelreinigung**
  - Mandelmus (Bioladen)
- **Peeling**
  - Mandelmehl (geriebene Mandeln)
  - Honig
  - Mandelöl

▪▪ Durchführung

Füllen Sie möglichst etwas Mandelmus in ein separates Töpfchen (Apotheke). Daraus geben Sie, um das Gesicht zu reinigen, ein wenig Mandelmus in die (saubere) Handinnenfläche. Die andere Hand wird befeuchtet und das Mandelmus zwischen den Händen durch Reiben ein wenig emulgiert. Mit beiden Händen wird das Gesicht abgetupft, danach die Mandelreinigung abgewaschen oder mit einem feucht-warmem Tuch wieder abgenommen.

Auch aus Mandeln kann man ein Peeling herstellen. Es ist deutlich milder als die zuvor beschriebenen Peelings mit Salz oder Zucker (▶ Körperpeeling), die sich nicht für das Gesicht eignen. Für das Mandelpeeling 2 TL geriebene Mandeln mit ½ TL Honig und ½ TL Mandelöl (separates Fläschchen oder oben Überstand vom Mandelmus aus der Küche) vermischen und in die Gesichtshaut einmassieren. 3–5 Minuten einwirken lassen und dann die Rückstände mit warmem Wasser gut abspülen.

▪▪ Besondere Hinweise und Infos

In der Naturkosmetik gibt es hochwertige Pflege- und Reinigungsprodukte auf der Basis von Mandeln. Solche lassen sich aber auch leicht selbst herstellen.

Mandeln sind besonders basisch und binden Säuren. Mandelöl ist ein leichtes Öl mit angenehmem Duft. Sie erhalten es in der Lebensmittelabteilung gut sortierter Bioläden etwas preisgünstiger als in den Kosmetikabteilungen.

▪▪ Frauengesundheit/Frauenwissen

Im orientalischen Raum spielt die Rose eine besonders wichtige Rolle für die Körperpflege. Davon kann man profitieren – und Rosenöl oder Rosenwasser für die beschriebenen Anwendungen verwenden.

▪▪ Nebenwirkungen, Gegenanzeigen und Wechselwirkungen

Mandelallergie (selten).

Masken und Packungen aus der Küche

▶ Für alle Masken gilt: Keine Anwendung von Milchprodukten bei Milcheiweißallergie!

Honig-Eigelb-Schlagsahne für trockene Haut

▪▪ Wirkung
- Nährend, befettend
- Pflegend

▪▪ Sie benötigen
- 3 EL Schlagsahne (alternativ einige Tropfen Öl)
- 1 Eigelb
- 1 TL/EL flüssiger Honig

Die Sahne steif schlagen. Das Eigelb unterheben, den Honig unterrühren, sodass eine sämige Creme entsteht. Maske auf Gesicht und Hals auftragen (Achtung: flüssig! nicht zu großzügig auftragen), etwa 20 Minuten einwirken lassen, danach abspülen. Mit Feuchtigkeitscreme nachpflegen.

Quark-Honig-Maske für die normale Haut

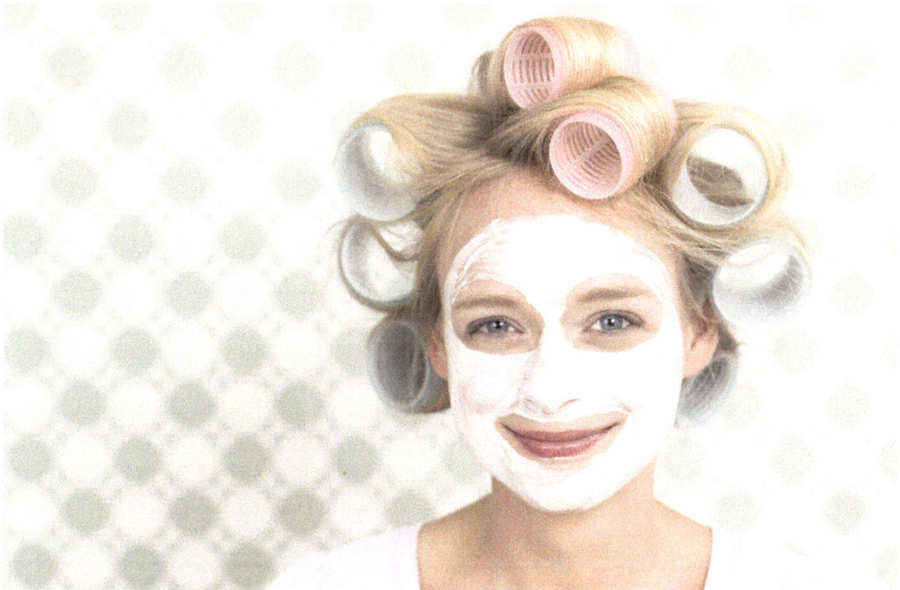

◻ **Abb. 21**   Ganz unkompliziert lassen sich mit Lebensmitteln Gesichtspackungen herstellen (© tunedin/stock.adobe.com)

■■ **Wirkung**
= Befeuchtend
= Pflegend

■■ **Sie benötigen**
= 1 TL fester Honig
= 1 EL Magerquark (evtl. mehr)
Vor der Verwendung das Wasser aus der Packung abgießen oder den Quark abtropfen lassen

■■ **Durchführung**
Quark und Honig verrühren. Ein Handtuch umlegen. Quark-Honig-Masse dünn auf die Gesichtshaut auftragen. 10–20 Minuten einwirken lassen (oder bis die Maske zu tropfen anfängt).

Öl-Honig-Handpackung bei rauen Händen

▪▪ Wirkung
- Pflegend
- Befeuchtend
- Kleine Hautpflege für zwischendurch
- Zum Wohlfühlen

▪▪ Sie benötigen
- 1 TL Mandelöl, ansonsten auch ein anderes Öl aus der Küche. Besonders edel: Arganöl (äußerliche Anwendung)
- 1 TL flüssiger Honig
- Einmalhandschuhe

▪▪ Durchführung
Einmalhandschuhe bereitlegen, Öl und flüssigen Honig gut verrühren (das dauert etwas). Mischung in die Handinnenflächen geben und wie beim Einseifen oder Eincremen auf die Handinnen- und -außenflächen auftragen. Einmalhandschuhe überziehen. 10 Minuten einwirken lassen, dann abspülen.

▪▪ Besondere Hinweise und Infos
Es handelt sich um die wohl einfachste Handpackung, die es gibt – und die gleichzeitig zu wunderbar weichen Händen führt! Das Öl pflegt von außen, aber auch der Honig hat zahlreiche pflegende und wundheilungsfördernde Inhaltsstoffe. Wenn man keine Einmalhandschuhe hat, kann man auch einfach die Hände still halten. Ein Stück Papier von einer Küchenrolle neben den Wasserhahn legen, um diesen nicht mit klebrigen Händen aufdrehen zu müssen. Das Abspülen dauert durch den Ölfilm etwas länger, und dann sollte noch einmal mit einem Küchenkrepp abgetrocknet werden.

Die Anwendung von Honig in der Hautpflege hat eine lange Tradition. Viele Pflegeprodukte enthalten Honig, da seine milden Säuren positiv auf den Säureschutzmantel der Haut wirken. Zudem bindet er Feuchtigkeit in der Haut und nährt sie mit seinen wertvollen Inhaltsstoffen.

Die Anwendung in der Wundheilung und bei Hauterkrankungen wird derzeit wieder neu erforscht. In der Volksmedizin gibt es viele Rezepte, die Honig als «Erste-Hilfe-Ausrüstung» aufführen. Für die heilende Wirkung ist das breite antibakterielle Spektrum der Inhaltsstoffe des Honigs verantwortlich. Sie schaffen ein feuchtes Wundklima, wirken abschwellend, entzündungshemmend und heilungsfördernd – es kommen also viele günstige Eigenschaften zusammen. Altes Gewebe wird abgebaut, die Neubildung gleichzeitig gefördert. Der antibakterielle Effekt entsteht dabei einerseits durch Inhaltsstoffe wie Phenole, Flavonoide oder Aromastoffe. Andererseits setzt ein im Honig enthaltenes Enzym (Glukoseoxidase) in Verbindung mit Wasser (Wundsekret) und unter Sauerstoffzufuhr (deshalb nicht bei tiefen Wunden oder unter Luftabschluss anwenden) Wasserstoffperoxid und Glukonsäure frei – zwei antibakteriell wirkende Substanzen.

Für kleine, leichte und oberflächliche Wunden kann unterstützend hochwertiger Imker-Honig eingesetzt werden. Honig aus dem Supermarkt eignet sich nicht für die Wundheilung.

▪▪ Frauengesundheit/Frauenwissen

Honig und Öl sind eigentlich immer vorrätig – und es muss ja nicht immer eine 10-minütige Packung sein. Je einen ½ TL Öl und Honig mischen, auftragen, den Rest abspülen, fertig.

Krankenschwestern, die mit Honigauflagen arbeiten, heben immer wieder hervor, dass Honigauflagen nicht mit der Wunde verkleben und sich leicht und schmerzfrei lösen lassen.

▪▪ Nebenwirkungen, Gegenanzeigen und Wechselwirkungen

Etwas klebrig ist das Ganze schon.

Meerrettich, innerlich

▪▪ Wirkung
- Antimikrobiell
- Durchblutungsfördernd

Anwendungsgebiete
- Blasenentzündung
- Nasennebenhöhlenentzündung

▪▪ Sie benötigen
- 1 TL Meerrettich, frisch gerieben oder aus dem Glas, möglichst ohne Zusatzstoffe
- Etwas Honig nach Geschmack

▪▪ Durchführung

Den Meerrettich mit Honig vermischen und in kleinen Portionen, aber regelmäßig 2- bis 3-mal täglich einen halben Teelöffel davon einnehmen. Alternativ Meerrettich auf Brot essen, im Salat etc.

Frischen Meerrettich erhalten Sie in gut sortierten Lebensmittelläden. Bewahren Sie die frische Wurzel in Papier eingeschlagen im Kühlschrank auf.

❯ **Bevorzugen Sie bei fertigen Produkten ungeschwefelten Meerrettich.**

▪▪ Besondere Hinweise und Infos

In Meerrettich sind Senfölglykoside mit Sinigrin enthalten (wie in Knoblauch und schwarzem Senf), außerdem Vitamin C und Kalium. Durch den Kontakt mit Luft entstehen Senföle. Diese machen den Meerrettich zu einem potenten pflanzlichen Antibiotikum.

Wem Meerrettich auf den Magen schlägt oder wer ihn hoch dosieren möchte: Als Fertigarzneimittel ist eine Kombination von Meerrettich und Kapuzinerkresse in der Apotheke erhältlich. Dieses kann auch eingenommen werden, wenn man das Gefühl hat, es könnte sich eine Blasenentzündung anbahnen.

▪▪ Frauengesundheit/Frauenwissen

Knoblauch, Zwiebel, Rettich und Meerrettich waren traditionell die potenten Waffen vieler Hausfrauen im Kampf gegen Infekte. Meerrettich im Glas ist eine moderne Variante der «Infektkiller», sie ist praktisch und in den meisten Haushalten zu finden.

▪▪ Nebenwirkungen, Gegenanzeigen und Wechselwirkungen

Meerrettich kann zu Magenreizungen führen. In diesem Fall würde man den Meerrettich mit Sahne oder Joghurt vermischen oder auf andere senfölglykosidhaltige Pflanzen zurückgreifen, die etwas milder sind, z. B. Radieschen, Frühlingszwiebeln.

Meerrettich wird in der Volksmedizin auch äußerlich angewendet. Von der Anwendung im Gesicht (Nasennebenhöhlenentzündungen) ist aber abzuraten: Meerrettich ist außerordentlich hautreizend. Denkbar sind Zwiebel- oder Meerrettichauflagen auf den Fußsohlen bei Infekten der oberen Atemwege, aber auch hier sollte man vorsichtig sein.

Melissentee, innerlich

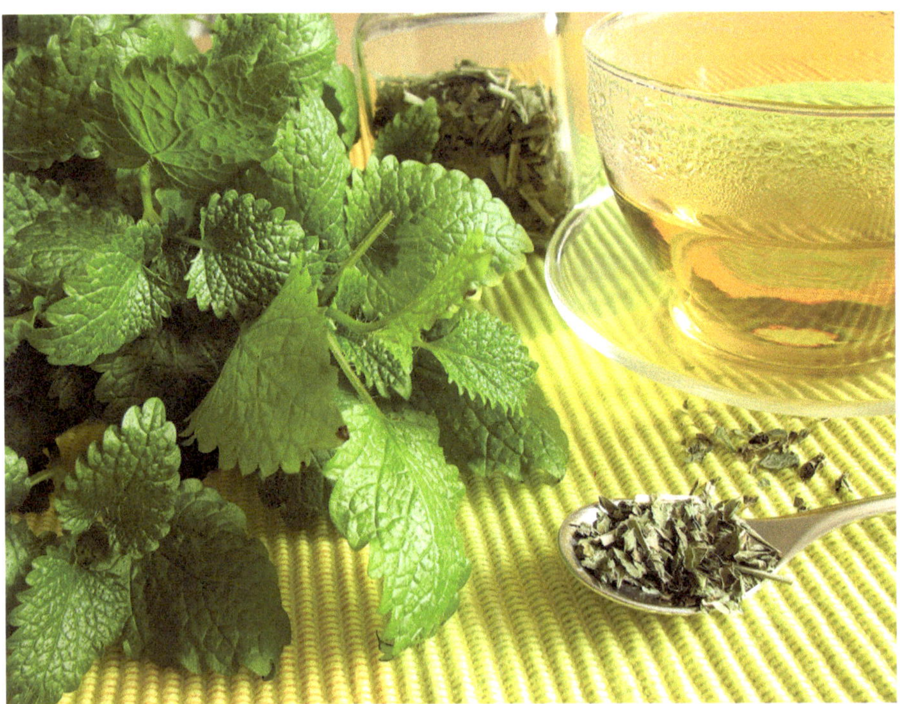

▪ **Abb. 22**   Melisse ist gerade für Frauen eine besonders wichtige Heilpflanze – und aromatisch dazu
(© Heike Rau/stock.adobe.com)

Die Melisse ist aus unserem Hausmittelschatz nicht wegzudenken – wenn vielleicht auch nicht als Melissentee, sondern als Kräuterdestillat (Klosterfrau Melissengeist). Das ist nicht verwunderlich, ist die Melisse doch eine wichtige Heilpflanze, die immer dann angezeigt ist, wenn es in Verbindung mit dem vegetativen Nervensystem um Stress und Anspannung und auch um die Denkleistung geht.

▪▪ Wirkung

- Beruhigend
- Verdauungsfördernd
- Krampflösend
- Virustatisch
- Schwach antibakteriell
- Erhöhung der Denkleistung

Anwendungsgebiete

- Beschwerden in Verbindung mit Ängsten, Gefühlen von Sorge, Stress und vegetativen Symptomen wie Herzklopfen, Kopfschmerzen, nervösen Magenschmerzen etc.
- Erschöpfung
- Demenz als interessanter neuer Anwendungsbereich
- Eine Übersichtsarbeit aus dem Jahr 2016 weist zudem auf die in Studien bestätigte Anwendung zur Angstlösung, zur Verbesserung der Stimmung, der kognitiven Fähigkeiten und auch des Gedächtnisses hin (Shakeri et al. 2016)

▪▪ Sie benötigen

- Melissenblätter (Apothekenqualität)

▪▪ Durchführung

Für den Tee 1 gestr. TL getrocknete Melissenbläter (oder Teemischung) mit einer Tasse kochendem Wasser (ca. 150 ml) übergießen und bedeckt 5–10 Minuten ziehen lassen, dann abseihen. Mehrmals täglich eine Tasse trinken. Von frischer Melisse kann die doppelte Menge genommen werden, und der Tee muss nicht abgeseiht werden. Vorher gut waschen.

▪▪ Besondere Hinweise und Infos

Melissenblätter enthalten ätherisches Öl, Gerbstoffe und Farbstoffe (Flavonoide). Sie können als Tee und als Fertigarzneimittel eingesetzt werden.

Melissenblätter können in Belastungszeiten gut als «Haustee» getrunken werden, wenngleich sie so vielleicht nicht die medizinische Wirkung haben wie ein Fertigarzneimittel. Doch auch kleine Dosen können eine Wirkung zeigen.

Es ist ratsam, mit dem Apotheker zu sprechen, da die unterschiedlichen Dosierungen unterschiedliche Effekte haben. Es gibt Fertigarzneimittel mit Melisse und Baldrian, auch ist ein Monopräparat für die Behandlung von Verdauungsbeschwerden zugelassen.

Gut lassen sich frische Melissenblätter auch in der Küche verwenden, beispielsweise zur Ergänzung von grünen Salaten, Obstsalaten (sehr gut mit Erdbeeren!), Kartoffelsalat oder ganz einfach – klein zerhackt – als Belag auf ein Butterbrot gestreut. Die frischen Blätter halten sich verpackt einige Tage im Kühlschrank. Sie werden den Speisen erst kurz vor dem Servieren zugegeben.

Bei nervöser Unruhe und Erschöpfung können Sie vor dem Schlafengehen ein Melissenbad nehmen, das beruhigt die Nerven und wirkt entspannend auf den Magen. Dazu nehmen Sie 1 l Wasser, 50 g Melissenblätter und kochen alles zusammen für 10 Minuten. Danach die Blätter abseihen und den Sud in Ihr Badewasser gießen. Genießen Sie das entspannende Bad!

▪▪ Frauengesundheit/Frauenwissen

Klosterfrau Melissengeist enthält 13 Heilpflanzen: Melissenblätter, Alantwurzel, Angelikawurzel, Ingwerwurzelstock, Gewürznelken, Galgantwurzel, schwarzer Pfeffer, Enzianwurzel, Muskatsamen, Pomeranzenschalen, Zimtrinde, Zimtblüten, Kardamom. Dabei handelt es sich um eine Mischung aus nervenstärkenden, verdauungsfördernden, stoffwechselanregenden und keimmindernden Heilpflanzen. Der alkoholische Auszug wird innerlich angewendet zur Verbesserung des Allgemeinbefindens, bei nervösen Beschwerden, Unruhe, Nervosität, Lampenfieber, Einschlafstörungen, Wetterfühligkeit, bei nervösen Magen- und Darmbeschwerden.

> **Das Kräuterdestillat darf aufgrund des hohen Alkoholgehaltes (79%!) nicht pur eingenommen werden, sondern wird mindestens mit der doppelten Menge Wasser verdünnt. Bitte auch im Hinblick auf das Autofahren daran denken, dass es sich nicht um ein harmloses Schnäpschen für alte Damen handelt.**

Äußerlich wird Klosterfrau Melissengeist eingesetzt zur Unterstützung der Hautdurchblutung, z. B. bei Muskelkater und Muskelverspannungen (unverdünnt einreiben).

Übrigens   Vermarktet wurde die alkoholische Kräuterlösung von Maria Clementine Martin (1775–1843). Die in Brüssel geborene Offizierstochter war mit 17 Jahren in das Kloster Sankt Anna im westfälischen Coesfeld eingetreten. Hier arbeitete sie 10 Jahre lang in der Krankenpflege und erlernte die Herstellung von Naturheilmitteln. 1803 wurde das Kloster säkularisiert. Eine Weile noch konnten die Nonnen in einer anderen Abtei unterkommen, danach zog Maria Clementine durch die Lande und arbeitete als Krankenschwester. Als Dank für ihren Einsatz in der Schlacht von Waterloo 1815 erhielt sie vom preußischen König Friedrich Wilhelm III eine jährliche Rente von 160 Goldtalern. 1825 gründete sie in unmittelbarer Nähe zum Kölner Dom ein kleines Unternehmen, in dem sie den von ihr entwickelten Melissengeist und Kölnisch Wasser herstellte. Höchst erfolgreich – und aufgrund des großen Erfolgs mit dem Wappen des Königreichs Preußens als Markenschutz auf ihren Flaschen.

Geschenktipp   Wer Zitronenmelisse (*Melissa officinalis*) auf dem Balkon oder im Garten hat, kann selbst einen Kräuterschnaps herstellen. Am besten schmeckt dieser mit Grappa (er darf dann auch unverdünnt eingenommen werden). Dafür an einem sonnigen, trockenen Sommertag ganze Melissenstängel (vor der Blüte!) pflücken, großzügig in eine dekorative Glasflasche geben, dazu – ähnlich wie im Originalrezept – eine

Scheibe Ingwer, 3 Gewürznelken, 3 Pfefferkörner, ein Stück Zitronen- oder Orangen-schale (bio!), eine Zimtrindenrolle und 2 Kardamom-Kapseln geben. Verschließen, für 4 Wochen an einen warmen Ort stellen. Dann verschenken oder sich selbst daran er-freuen.

▪▪ Nebenwirkungen, Gegenanzeigen und Wechselwirkungen

Tee: Nicht bekannt. Alkoholische Lösung: Überdosierung.
Keine innerliche Anwendung der alkoholischen Kräuterlösung bei trockenen Alko-holikern!

Milch-und-Honig-Bad

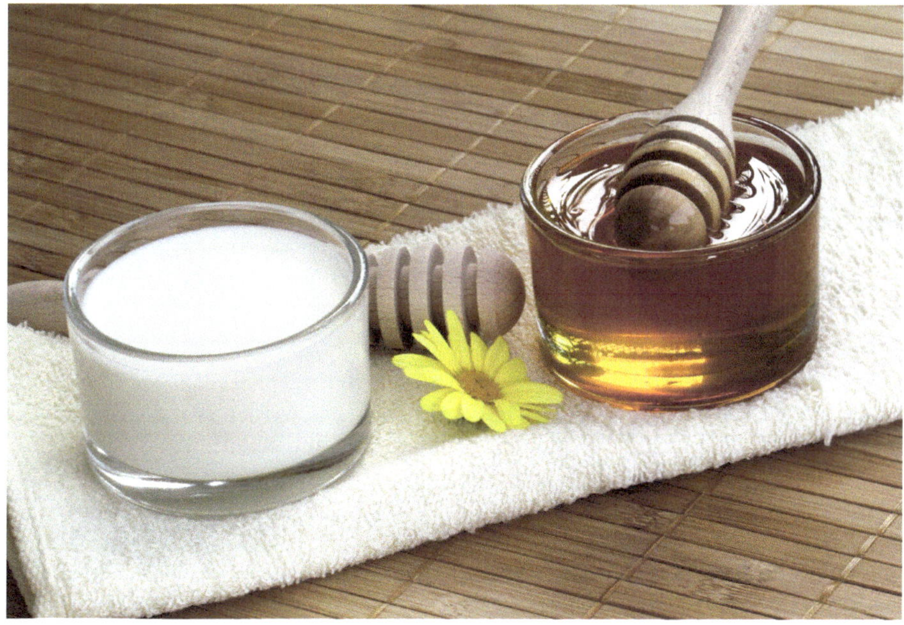

◙ **Abb. 23** Milch und Honig ergeben einen pflegenden Badezusatz (© racamani/stock.adobe.com)

▪▪ Wirkung
▬ Pflegend
▬ Macht die Haut weich

Anwendungsgebiete
▬ Hautpflege
▬ Entspannung

▪▪ Sie benötigen
- ½–1 l Milch
- 2 EL–1 Tasse Honig

▪▪ Durchführung
Zunächst flüssigen Honig in das warme Badewasser geben, auflösen, danach die Milch zugeben. Badedauer: 20 Minuten.

▪▪ Besondere Hinweise und Infos
Milch und Honig als Badezusatz machen die Haut weich und jugendlich.

▪▪ Frauengesundheit/Frauenwissen
Die Anwendung geht angeblich auf Kleopatra zurück, die in Eselsmilch und Honig gebadet haben soll. Interessant ist, dass Kleopatra historischen Quellen nach gar nicht so schön war, wie gerne angenommen wird. Offenbar wusste sie vielmehr, ihre Reize einzusetzen. Die Badeanwendung ist historisch nicht gesichert. Eselsmilch war damals sehr teuer, möglicherweise ein Statussymbol.

▪▪ Nebenwirkungen, Gegenanzeigen und Wechselwirkungen
Bei Kuhmilchallergie auf Ziegenmilch umsteigen. Wer keine tierische Milch verwenden möchte, kann auch Mandelmilch (Bioladen) nehmen.

Milchbildungskugeln nach Roy

Das folgende Rezept wird bei Ravi und Carola Roy in ihrem Klassiker *Selbsthilfe durch Homöopathie* (Roy u. Roy 1988) beschrieben. Die Kugeln werden in Indien traditionell zur Anregung der Milchbildung speziell für die Frauen zubereitet.

▪▪ Wirkung
- Nährend
- Energie zuführend
- Milchflussanregend

Anwendungsgebiete
- Wenn Sie zu wenig Milch haben und den Milchfluss verbessern wollen

▪▪ Sie benötigen
- 250 g Weizen
- 150 g Gerste
- 100 g Hafer
- 1 Handvoll Cashewkerne, gehackt
- 150 g Butter
- 150 g Muscovadozucker (Roh-Rohrzucker)

■■ Durchführung

Haben Sie eine Mehlmühle oder eine Küchenmaschine zu Hause, dann mahlen Sie das Getreide fein. Wenn Sie die Möglichkeit haben, das Getreide in Ihrem Bioladen mahlen zu lassen, machen Sie davon Gebrauch. Frisch gemahlen wirken und schmecken die Milchbildungskugeln noch besser.

Rösten Sie das Mehl mit den Cashewnüssen in einem Topf an, bis es leicht braun wird und stark duftet. Geben Sie die Butter dazu und rühren so lange, bis die Butter geschmolzen ist. Jetzt fügen Sie den Zucker hinzu und nehmen den Topf nach 10–15 Sekunden vom Herd.

Wenn die Masse sehr dick ist, können Sie noch 2–3 EL Wasser dazugeben, damit Sie die Kugeln gut formen können. Ist die Masse etwas erkaltet, aber noch warm genug, können Sie die Kugeln formen. Sie sollten einen Durchmesser von 2,5–3 cm haben.

■■ Besondere Hinweise und Infos

Die Kugeln schmecken sehr gut, passen Sie auf, dass Ihr Partner nicht alle aufisst!

■■ Frauengesundheit/Frauenwissen

Die Kugeln werden als sog. Milchbildungskugeln vorgestellt. Bei den verwendeten Zutaten handelt es sich jedoch zum Teil einfach um Lebensmittel, die viel Energie zuführen (Butter, Zucker, Nüsse) und die vermutlich in Indien nicht in diesem Maße in der alltäglichen Küche verwendet werden, sondern als spezielle Kost für diese spezielle Situation angeboten werden. In Deutschland gab und gibt es ähnliche Gewohnheiten, Wöchnerinnen eine Suppe oder auch reichhaltiges Gebäck mitzubringen. Durch die Stärkung der Frau kommt es nachfolgend zur besseren Milchbildung. Daher ist an derartige Kugeln insbesondere bei angestrengten, ausgezehrten Frauen zu denken. Liegt das Problem für die mangelnde Milchbildung woanders, sollte auf andere Maßnahmen zurückgegriffen werden, z. B. auf gezielt sekretionsfördernde Tees wie Milchbildungstees.

Unter den Getreiden wirkt Hafer nervenstärkend, Gerste gilt volksmedizinisch tatsächlich als ein Getreide, das die Milchbildung anregt. So empfiehlt z. B. auch das Geburtshaus Wuppertal Gerstentrunk zur Steigerung der Milchbildung. Die alte volksmedizinische Empfehlung, im Wochenbett Malzbier zu trinken, hat aller Wahrscheinlichkeit nach auch etwas damit zu tun, da im Malzbier Gerstenmalz und Zucker kombiniert sind. Nicht umsonst wird im Bayerischen Malzbier auch als «Nährbier» bezeichnet.

■■ Nebenwirkungen, Gegenanzeigen und Wechselwirkungen

Sie sollten nicht mehr als 3 Kugeln pro Tag zu sich nehmen, da sie sonst zu Durchfall führen können.

Bei Weizenallergie können Sie ausschließlich Gerste und Hafer verwenden.

Bei Glutenunverträglichkeit oder -sensitivität kann ein Versuch mit Hafer unternommen werden, da dieser, wenn keine ausgeprägte Glutenunverträglichkeit vorliegt, oft vergleichsweise gut vertragen wird. Allerdings wird Hafer heute oft in denselben Erntemaschinen, Mühlen etc. verarbeitet wie glutenhaltiges Getreide. Bei Zöliakie sollte man also vorsichtig sein. In diesem Fall könnte man darauf ausweichen, glutenfreie Energiekugeln mit einem glutenfreien Bier hinunterzuspülen!

Milchsauer Vergorenes: Sauerkraut, Joghurt etc., innerlich

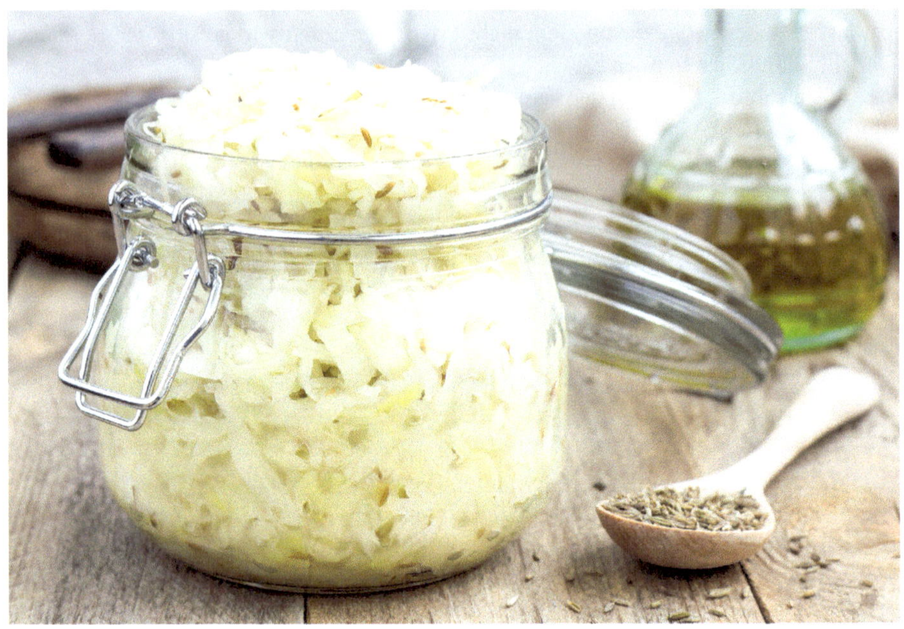

◘ **Abb. 24**   Sauerkraut ist ein gutes Mittel gegen Darmträgheit (© iuliia_n/stock.adobe.com)

▪▪ Wirkung
— Baut die Bakterienflora im Darm auf

Anwendungsgebiete
— Darmträgheit
— Gärungsbedingte Magen-Darm-Beschwerden
— Aufbau der Darmflora
— Unterstützende Maßnahme bei systemischen Beschwerden

▪▪ Sie benötigen

- Joghurt, Kefir, Dickmilch, Schwedenmilch, Buttermilch
- Milchsauer eingelegtes Gemüse, z. B. Sauerkraut, rote Bete
- Gemüsemost, vergoren (Bioladen)
- Für die eigene Herstellung von Sauerkraut
- 1 Kopf Weißkohl (oder mehrere, je nach Bedarf)
- 15 g/kg Salz
- Kräuter: Kümmel, Wachholderbeeren, Lorbeerblatt, Pfefferkörner, Chilischote (nach Belieben)
- 1 Krauthobel (oder Gurkenhobel)
- 1 großes sauberes Gefäß (Glas, Ton, Email)
- 1 Brett zur Abdeckung mit Stein bzw. einen großen Gefrierbeutel oder
- Einmachgläser mit Schraubdeckel
- Frischhaltefolie

▪▪ Durchführung

Pro Tag einen Löffel Sauerkraut (frisch, möglichst nicht aus der Dose) oder Joghurt, Kefir oder Dickmilch einnehmen.

Sie können Sauerkraut leicht selbst herstellen (pro Kilogramm Kohl etwa 15 g Salz). Die beste Zeit, das Kraut einzumachen, ist im Herbst und Winter, also dann, wenn der Weißkohl frisch in die Geschäfte kommt.

▪ Variante 1

Vierteln Sie einen Kopf Weißkohl und schneiden den Strunk heraus. Dann hobeln Sie ihn mit einem Gurken- oder Krauthobel in feine Streifen.

Nehmen Sie ein großes sauberes Gefäß (Glas, Ton, Email) und schichten die Streifen portionsweise in das Gefäß. Auf jede Portion eine kleine Menge Salz streuen (sparsam mit dem Salz umgehen, sonst wird das fertige Kraut zu sauer) und den Kohl nach jeder neuen Portion mit einem Kartoffelstampfer so lange stampfen, bis Flüssigkeit austritt und keine Luft mehr zwischen den Streifen ist. Das tun Sie, bis Sie den ganzen Kohl auf diese Weise verarbeitet haben. Der Kohl sollte am Schluss mit Flüssigkeit bedeckt sein. Wenn die vorhandene Flüssigkeit nicht ausreicht, sollten Sie so viel abgekochtes mildes Salzwasser dazugeben, bis alles bedeckt ist.

Nun muss der Kohl so lagern, dass er keinen Kontakt zu Luft hat (Achtung Fäulnis! Außerdem kann er sonst nicht gären!). Früher wurde dafür ein passendes Brett verwendet, das mit einem Stein beschwert wurde, sodass immer etwas Kohlwasser über dem Brett stand. Eine praktische moderne Alternative: Sie können einen haushaltsüblichen Gefrierbeutel nehmen (dieser muss so groß sein, dass er gefüllt den ganzen Kohl bedeckt, also z. B. eine 3-l-Tüte bei einem Gefäß mit einem Durchmesser von 20 cm), ihn mit Wasser füllen und gut mit einem Haushaltsgummi verschließen; legen Sie den Beutel mit der Öffnung nach oben auf den Kohl und achten Sie darauf, dass er am Rand vollständig anliegt. Dadurch können Sie Ihr Gefäß luftdicht abdecken (Achtung: manchmal läuft die Flüssigkeit über den Gefäßrand!). Nach 3–4 Wochen ist Ihr Sauerkraut fertig.

> ❯ **Achten Sie bei der Entnahme darauf, hygienisch zu arbeiten, da sonst Schimmel-pilze das Sauerkraut verunreinigen können.**

■ **Variante 2**

Gut kann das Sauerkraut auch gleich in Einmachgläser mit Schraubdeckel gefüllt werden. Die Zubereitung ist ähnlich wie oben beschrieben: Das Kraut wird fein gehobelt und in einer Schüssel mit Salz und den anderen Kräutern vermischt und mehrere Minuten geknetet, bis sich Saft bildet. Auf 1 kg Kraut gibt man 15 g Salz, d. h. auf 100 g Kraut je 1,5 g Salz.

Dann wird das Kraut in die sauberen Gläser gestopft, bitte festdrücken und bis zum Rand füllen! Danach ein Stück Frischhaltefolie darüberlegen und den Deckel locker aufschrauben. Mit der Folie soll verhindert werden, dass der Metalldeckel mit dem säuernden Kraut in Berührung kommt.

Die Gläser bei Zimmertemperatur (18–20 °C) für 3–6 Tage in der Küche stehen lassen. Der Gärungsprozess setzt nun ein, und es tritt dabei Saft aus; deshalb die Gläser in eine Auffangschale oder auf Küchenkrepp stellen. Täglich den Deckel bitte etwas fester zuschrauben, und wenn kein Saft mehr austritt (nach max. 6 Tagen), können Sie die Gläser in den Keller oder an einen anderen kühlen Ort stellen. Nach 2–3 Wochen ist das Sauerkraut fertig. Im ungeöffneten Zustand hält es sich dann bis zu einem Jahr.

■■ **Besondere Hinweise und Infos**

Milchsäure ist von besonderer Bedeutung für die gesunde Keimbesiedlung des Verdauungstrakts. Damit sind Joghurt und andere Sauermilchprodukte, aber auch Sauerkraut und anderes milchsauer vergorenes Gemüse hervorragende Probiotika, die dem Aufbau der Darmflora dienen. Sauerkraut liefert zudem noch Vitamin C (und Vitamin B_{12}). Außer Vitamin C enthält frisches Sauerkraut, wie wir heute wissen, die Vitamine A, B, K sowie Mineralstoffe und Milchsäure. Es ist sehr kalorienarm (ca. 20 kcal pro 100 g) und enthält praktisch kein Fett. Sauerkraut wirkt leicht abführend (Sauerkrautsaft wirkt deutlich stärker abführend).

Es sollte, möchte man die gesundheitsfördernden Eigenschaften v. a. im Hinblick auf die Milchsäure ausnutzen, roh gegessen oder nur leicht erhitzt werden. In pasteurisiertem Sauerkraut sind keine Milchsäurebakterien mehr vorhanden. Interessant ist, dass der Vitamin C-Gehalt bei Sauerkraut, wenn man es köchelt, zu- statt abnimmt!

■■ **Frauengesundheit/Frauenwissen**

Viele Frauen leiden unter Darmträgheit. Der Aufbau der Darmflora lohnt sich darüber hinaus auch bei systemischen Beschwerden, Erschöpfung, Müdigkeit, Völlegefühl, depressiven Verstimmungen, Hautbeschwerden, Allergien. Mittlerweile ist auch wissenschaftlich nachgewiesen, dass der Darm wichtige Funktionen im Hinblick auf das (darmassoziierte) Immunsystem hat, aber z. B. auch für die Blutbildung oder die Psyche.

■■ **Nebenwirkungen, Gegenanzeigen und Wechselwirkungen**

Milchprodukte sollten nicht verzehrt werden bei Milcheiweißunverträglichkeit oder -allergie. Wenn die Unverträglichkeit v. a. gegenüber Milchzucker besteht, werden vergorene Milchprodukte in der Regel besser vertragen.

Sauerkraut in hoher Menge kann bei Histamin-empfindlichen Menschen zu Reaktionen führen, außerdem wirkt insbesondere Sauerkrautsaft abführend. Hier sollten sie sich also vorsichtig an die Dosierung herantasten. In einer Übersichtsarbeit untersuchten Christa Raak von der Universität Witten/Herdecke und Kollegen 139 Arbeiten über Sauerkraut. Sie zeigten, dass eine übermäßige Aufnahme von Sauerkraut zu lokalen Entzündungen und Durchfall führen kann (Raak et al. 2014). Die Deutsche Herzstiftung hat sich mit dem Vitamin-K-Gehalt im Sauerkraut befasst und festgestellt, dass Sauerkraut deutlich weniger Vitamin K enthält, als angenommen – eine gute Nachricht für Patienten, die Gerinnungshemmer (Vitamin-K-Antagonisten) einnehmen.

Molkebad

▪▪ Wirkung
- Pflegend
- Befeuchtend
- Belebend
- Basisch

Anwendungsgebiete
- Hautpflege, v. a. bei trockener Haut und im Winter

▪▪ Sie benötigen
- 400 g Molkepulver, süße Molke
  oder
- 400 g Molkepulver, saure Molke (bei Hautausschlag)

Wer Molke vom Bauern oder aus der Käserei bekommt, sollte das nutzen! Es sollte dann mindestens ½ l flüssige Molke verwendet werden

▪▪ Durchführung
Molkepulver im Badewasser auflösen und ein Vollbad nehmen. Danach den Molkefilm auf der Haut antrocknen lassen, das verstärkt die Wirkung.

▪▪ Besondere Hinweise und Infos
Molke ist das einzige basische Milchprodukt. Sie enthält hochwertiges Eiweiß. Beim Baden in Molke bildet sich ein dünner Eiweißfilm auf der Haut, der im Winter Feuchtigkeit bindet und der belebt.

▪▪ Frauengesundheit/Frauenwissen
Das Molkebad ist ein altes Sennerinnen-Rezept, weiß Karin Buchart, von der wir dieses Rezept haben (Buchart 2006, S. 85; 2015, S. 17). Die Sennerinnen badeten im Milchgeschirr-Abwasch und, bei der Käseherstellung, in der Molke. Sie waren für ihre weiche, zarte Haut bekannt.

▪▪ Nebenwirkungen, Gegenanzeigen und Wechselwirkungen
Kuhmilchallergiker müssen auch auf Molkebäder verzichten.

Öl-Essig-Nagelpflege

■■ Wirkung
- Kräftigend für die Nägel
- Führt Mineralien zu

Anwendungsgebiete
- Pflege
- Vorbeugend gegen Nagelpilz

■■ Sie benötigen
- 2 TL Olivenöl
- 1 TL Apfelessig

■■ Durchführung
Olivenöl und Apfelessig mischen und die Nägel damit polieren.

■■ Besondere Hinweise und Infos
Die Menge reicht gut für die einmalige Behandlung von Händen und Füßen. Sollen nur die Fingernägel eingecremt werden, die halbe Menge verwenden.

■■ Frauengesundheit/Frauenwissen
Eine unkomplizierte Anwendung, die auch funktioniert, wenn man in der Küche steht und ohnehin die Vinaigrette anrührt.

■■ Nebenwirkungen, Gegenanzeigen und Wechselwirkungen
Evtl. Hautreizungen oder -verfärbungen durch den Essig.

Ölziehen

■■ Wirkung
- Reinigend auch in Zahnzwischenräumen
- Toxinbindend
- Festigend für das Zahnfleisch und den Zahnhalteapparat
- Hellt die Zähne leicht auf

Anwendungsgebiete
- Vorbeugung von Infekten
- Festigung des Zahnfleischs
- Zahnfleischtaschen
- Parodontitis/Parodontose
- Rückbildung des Zahnhalteapparates (dann Sesamöl verwenden)
- Schlechter Atem
- Weiße Zähne

■■ Sie benötigen
- 1 TL–1 EL Sonnenblumenöl

Am besten aus dem Kühlschrank, dann ist das Öl noch geschmacksneutraler.

■■ Durchführung
Morgens auf nüchternen Magen 1 TL–1 EL Sonnenblumenöl bei geschlossenem Mund durch die Zähne ziehen, für ca. 5–15 Minuten. Danach ausspucken und den Mund gründlich reinigen. Gut machbar ist das Ölziehen, während man unter der Dusche steht.

■■ Besondere Hinweise und Infos
Die Ölziehkur wurde 1991 in Deutschland durch die Carstens-Stiftung : Natur und Medizin bekannt gemacht, indem der Aufsatz eines ukrainischen Arztes veröffentlicht wurde (Karach 1991). Rückmeldungen von Anwendern ergaben v. a. eine vorbeugende Wirkung im Hinblick auf Infekte der oberen Atemwege und eine Besserung von Entzündungen im Mund-Rachen-Raum. Vermutlich bindet das Öl zunächst fettlösliche Gifte und später, wenn es durch das «Ziehen» emulgiert ist, auch wasserlösliche Substanzen. Besonders sinnvoll ist die Maßnahme im Herbst und Winter, um sich vor drohenden Infekten zu schützen. Der Mundraum ist eine wichtige Eintrittspforte für Krankheitserreger, die Reinigung durch das Ölziehen beugt Infekten vor.

■■ Frauengesundheit/Frauenwissen
Eine ähnliche Reinigung und Entgiftung des Mundraums wird in der ayurvedischen Medizin mit Sesamöl durchgeführt. Sesamöl ist besonders kalziumreich und daher noch besser als Sonnenblumenöl geeignet, den Zahnhalteapparat zu stärken. Dies ist insbesondere interessant zur Vorbeugung oder Behandlung einer Osteoporose.

Sesamöl hat zudem einen angenehm nussigen Geschmack.

■■ Nebenwirkungen, Gegenanzeigen und Wechselwirkungen
Unter Umständen sollte man mit dieser Maßnahme zurückhaltend sein, wenn bekannt ist, dass Plomben oder Inlays nicht ganz fest sitzen, damit diese nicht weiter gelockert werden.

Petersilien-Zitronen-Knoblauch-Mischung

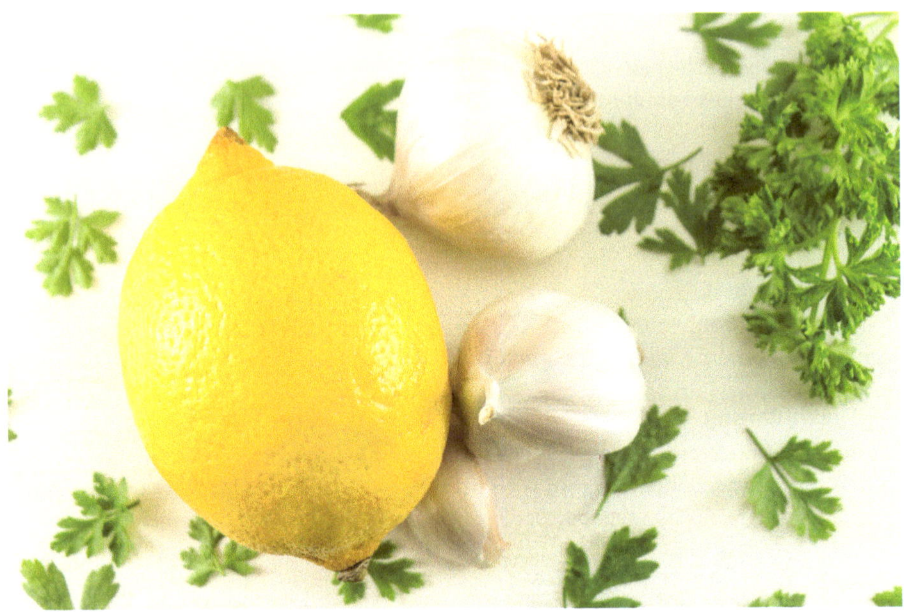

■ **Abb. 25**   Zitrone, Knoblauch und Petersilie ergänzen sich besonders gut (© creativefamily/ stock.adobe.com)

■■ Wirkung
- Stärkend
- Reich an Eisen, Mineralstoffen und Vitamin C
- Wohlschmeckend

Anwendungsgebiete
- Als Zutat auf Brot, zu Pasta, Kartoffeln, Fleisch, Fisch, Grillgerichten
- Als Frühjahrskur
- Als Kur bei Eisenmangel

■■ Sie benötigen
- 1 Handvoll Petersilie, glatt oder kraus
- ½ Zitrone (Saft)
- 2 Frühlingszwiebeln *oder*
- ½ Zwiebel
- 1 Knoblauchzehe
- 1 EL Olivenöl
- (Kräuter-)Salz
- Pfeffer

▪▪ Durchführung

Petersilie waschen, trocknen, kleinhacken, Knoblauch pellen, kleinhacken oder pressen, Frühlingszwiebeln in feine Ringe schneiden, Zitronenhälfte auspressen. Alles vermischen.

Nach Geschmack können die Kräuter auch noch feiner gehackt und dann mit Olivenöl vermischt werden – eine Pesto-Alternative, die außerordentlich gesund ist. Würzen. Genießen.

▪▪ Besondere Hinweise und Infos

Diese Mischung enthält fast alles, was Frauen gut tut und sie aufbaut.

▪▪ Frauengesundheit/Frauenwissen

Petersilie enthält ein harntreibendes ätherisches Öl (Hauptwirkstoff: Apiol). In besonders hoher Dosis findet sich Apiol in den Wurzeln und v. a. den Früchten (Samen), es wirkt uterusanregend. Früher waren Petersiliensamen in der Volksmedizin das häufigste Mittel, das als Abortivum eingesetzt wurde.

▪▪ Nebenwirkungen, Gegenanzeigen und Wechselwirkungen

Der Verzehr von Petersilie als Gewürz ist in der Schwangerschaft unbedenklich, solange es sich um geringe Mengen handelt.

Pfefferminztee, innerlich

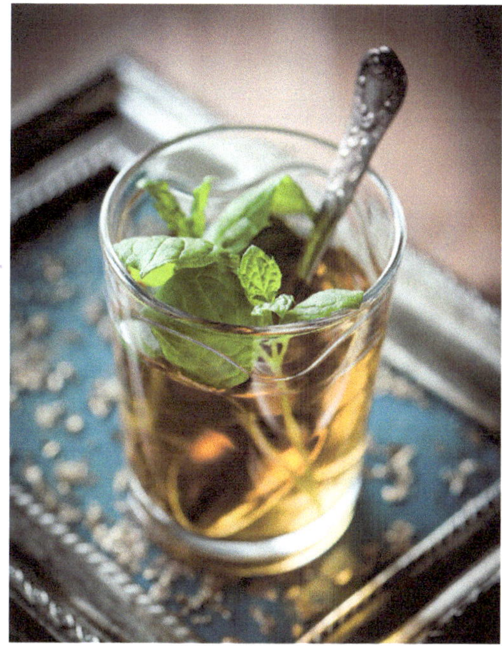

▪ **Abb. 26** Pfefferminztee hilft bei Verdauungsbeschwerden mit Übelkeit und Krämpfen (© emmi/ stock.adobe.com)

▪▪ Wirkung

- Schmerzlindernd
- Kühlend und leicht betäubend
- Das ätherische Öl mit dem Menthol wirkt krampflösend auf die glatte Muskulatur, also auch auf die Muskulatur des Verdauungstrakts

Anwendungsgebiete

- Verdauungsbeschwerden mit Übelkeit
- Krampfartige Beschwerden im Magen-Darm-Trakt sowie im Bereich der Gallenblase und der Gallenwege
- Traditionell bei Übelkeit, Brechreiz, Erbrechen
- Förderung der Fettverdauung
- Beruhigung des Magens
- Unterstützend bei Therapien, die mit Übelkeit einhergehen (z. B. Narkose)
- Zur Entgiftung und für die Frühjahrskur

▪▪ Sie benötigen

- Blätter angebauter, kurz vor der Blüte stehender Pflanzen (Apothekenqualität)

Für die Hausapotheke sollte man auf Pfefferminzblätter aus dem Arzneianbau zurückgreifen. Pfefferminzpflanzen sind allerdings auch sehr einfach zu ziehen (und wuchern leicht!).

▪▪ Durchführung

Pfefferminze wie auch die anderen Minzarten lassen sich besonders gut frisch für Tee verwenden, es lohnt sich also, einige Pflanzen im Garten oder auf dem Fensterbrett anzubauen.

Für den Tee 1 gestr. TL getrocknete Pfefferminzblätter mit einer Tasse kochendem Wasser (ca. 150 ml) übergießen und bedeckt 5–10 Minuten ziehen lassen, abseihen. Mehrmals täglich eine Tasse trinken. Von frischer Minze kann die doppelte Menge genommen werden, und der Tee muss nicht abgeseiht werden. Vorher gut waschen.

Ein angenehmer Tee bei Kopfschmerzen besteht aus Pfefferminze und Melissenblättern:

Freier-Kopf-Tee   1 Teil Melissenblätter, 3 Teile Pfefferminzblätter mischen, Zubereitung wie oben.

Sehr gut schmeckt Pfefferminztee in Kombination mit grünem Tee. Da auch grüner Tee mit seinen vielen Schutzeffekten sehr günstig für Frauen ist, gibt es an dieser Stelle auch noch das Rezept für für diesen Tee, wie er z. B. in Marokko serviert wird – hier allerdings als zuckerarme Variante:

Thé à la menthe   1 EL grüner Tee, 1 Handvoll frische Minze, 1 l Wasser. 1,5 l Wasser kochen. Mit ½ l die Kanne ausspülen. Danach den grünen Tee in die Kanne geben, mit etwas auf ca. 80 °C abgekühltem Wasser übergießen, 30 Sekunden ziehen lassen; dieser erste Aufguss wird in manchen Rezepten weggegossen. Danach wird die Minze hinzugefügt, und der Tee wird noch einmal mit dem restlichen Tee aufgegossen. Normalerweise wird schon jetzt viel Zucker in die Kanne gegeben. Möchte man dies nicht, so ist es eine Alternative, etwas Stevia als Tropfen, Pulver oder Blatt zuzugeben.

▪▪ Besondere Hinweise und Infos

Im Gegensatz zur Kamille, die in der traditionellen Pflanzenheilkunde als wärmend gilt, wirkt die Pfefferminze durch das enthaltene Menthol eher kühlend. Das ätherische Öl ist ein wichtiger Schlüssel für das Verständnis der Pfefferminze – wobei man sich vergegenwärtigen sollte, dass es zahlreiche Minzarten gibt, von denen einige, wie z. B. die Nana-Minze (auch als Marokkanische Minze bezeichnet), wenig oder gar kein Menthol enthalten.

▪▪ Frauengesundheit/Frauenwissen

Neben der Wirkung auf die Verdauung und die Entgiftungsorgane gibt es einen zweiten Anwendungsbereich für die Pfefferminze, der gerade für Frauen interessant ist. Ihr ätherisches Öl wirkt erfrischend und klärend. Es wird eingesetzt bei Kopfschmerzen, z. B. bei Spannungskopfschmerzen, aber auch bei einem «dicken Kopf» bei Erkältung.

Die Pfefferminze wirkt dabei auch auf der psychischen Ebene. Wie eine frische Brise macht sie den Kopf frei. Studien zeigen, dass die Konzentrationsfähigkeit nachweislich gefördert wird. Ein Roll-on-Stift mit Pfefferminze ist daher für jede Handtasche empfehlenswert.

Übrigens Auch bei niedrigem Blutdruck wird die Pfefferminze mit ihrer allgemein anregenden, erfrischenden und aufmunternden Wirkung empfohlen. Der kühlende Pfefferminztee bietet sich zudem v. a. im Sommer an oder wenn einem eher zu heiß ist, beispielsweise bei Hitzewallungen.

Die Gynäkologin Heide Fischer, eine der besten Kennerinnen von Heilpflanzen bei Frauenbeschwerden, schreibt: «Die Pfefferminze ist als Haustee überstrapaziert worden und dabei geriet in Vergessenheit, dass sie bei gezielter Anwendung den Gallenfluss fördert und mit ihrer kühlenden Wirkung den Magen beruhigt.» Fischer empfiehlt Pfefferminze neben anderen Pflanzen wie z. B. Kamille bei Übelkeit durch eine Chemotherapie bei Brustkrebs (Fischer 2004, S. 166).

▪▪ Nebenwirkungen, Gegenanzeigen und Wechselwirkungen

Für das ätherische Öl gibt es einige Gegenanzeigen: Kinder unter 4 Jahre sollten es nicht bekommen, Schwangere nur unter fachlicher Aufsicht. Pfefferminztee ist in der Regel problemlos einsetzbar, liegen allerdings bekannte Erkrankungen von Leber und Galle vor, muss Rücksprache mit dem Arzt gehalten werden.

Pfefferminztee sollte nicht mehr abends getrunken werden: Er entkrampft den Magenpförtner, was kann zu Sodbrennen führen kann.

> **Metholhaltige Minzen sollten zur Sicherheit nicht während einer homöopathischen Behandlung eingenommen oder angewendet werden, unbedenklich ist die Nana-Minze.**

Quarkauflage

▪▪ Wirkung
- Kühlend, Hitze entziehend
- Entzündungshemmend
- Schmerzlindernd
- Reizlindernd
- Abschwellend
- Regt vermutlich den Lymphfluss an

Anwendungsgebiete
- Krampfadern, Venenentzündung
- Wochenbett: Brustentzündung (auch Vorbeugung)
- Prämenstruelles Syndrom: Brustschmerzen
- Halsschmerzen

▪▪ Sie benötigen
- Magerquark, frisch (zimmerwarm! – nicht aus dem Kühlschrank)
- Gaze oder Kompressen (Apotheke/Drogeriemarkt)
- Ein sauberes Geschirrhandtuch oder eine Mullbinde
- Ein Frotteehandtuch
- Einen Nässeschutz (z. B. Moltontuch, Frotteehandtuch)

▪▪ Durchführung
Die Kompresse auseinanderfalten, den Quark in der Mitte 0,5 cm dick auftragen, die Ränder zu einem «Päckchen» einschlagen. Je nach Größe des betroffenen Bereichs eine oder mehrere Kompressen vorbereiten und mit der einlagigen Stoffseite auflegen. Mit der Mullbinde oder einem Geschirrhandtuch fixieren. Das Frotteehandtuch oder einen anderen Nässeschutz unterlegen – Quarkkompressen tropfen. Die Haut im Anschluss trockentupfen und eincremen, die Kompresse entsorgen. Einmal täglich.

> Wenn Quarkauflagen kühlen sollen (und das sollten sie bei Krampfadern und bei Brustentzündung!) dürfen sie maximal so lange aufliegen, bis sie zu trocknen beginnen (max. 20 Minuten). Trocknet der Quark, fängt er an, die Wärme zu stauen – und wirkt dann nicht hitzeentziehend und kühlend, sondern hitzestauend.

▪▪ Besondere Hinweise und Infos
Die «häusliche Variante» mit Kompressen und Handtüchern ist gut machbar, noch besser geeignet und handlicher sind die fertigen Wickel von Ursula Uhlemayr, der deutschen Wickel-Expertin, die im Allgäu Wickeltücher herstellt (über Internet bestellbar). Dazu zählen auch Venenwickel mit Innentuch und Zwischentuch wie auch ein Venen- und Wadenwickel mit Leinen-Innentuch.

▪▪ Frauengesundheit/Frauenwissen

Bei Anwendung im Brustbereich einen alten BH verwenden, die Wäsche kann den Geruch annehmen. Quark, Joghurt oder Kefir sind auch gute Hausmittel gegen Sonnenbrand. Lappen werden damit bestrichen oder darin getränkt und aufgelegt. Immer wenn die Auflage warm wird, erneuern. Eigene Anwendung: Behandlung in den ersten Wochen (bzw. solange die Haut intakt ist) bei Strahlentherapie nach Brustkrebs.

▪▪ Nebenwirkungen, Gegenanzeigen und Wechselwirkungen

Keine Anwendung bei Allergien gegen Milcheiweiß oder bei offenen Wunden («offenes Bein», Ulcus cruris).

Wenn die Auflage unangenehm wird: abnehmen.

Salbeibad

▪▪ Wirkung
- Erfrischend
- Lindernd
- Schweißhemmend
- Desodorierend

Anwendungsgebiete
- Schwitzen und Hitzewallungen im Klimakterium
- Nach einem anstrengendem Tag
- Bei zu viel Hitze, im Sommer
- Bei dicken Beinen im Zusammenhang mit zu viel Hitze

▪▪ Sie benötigen
- 2 Handvoll Salbeiblätter, frisch
- 3–5 EL grobkörniges Meersalz (wahlweise)

▪▪ Durchführung

Salbeiblätter und Meersalz in das lauwarme Badewasser geben. 15–20 Minuten baden. Danach nicht mehr aktiv sein, am besten ruhen.

▪▪ Besondere Hinweise und Infos

Salbeiblätter enthalten Gerbstoffe und ätherische Öle. Sie wirken adstringierend (zusammenziehend). Traditionell wird Salbei eingesetzt, um den Säftefluss zu reduzieren. Bekannt ist die Anwendung gegen übermäßiges Schwitzen, aber auch bei zu starkem Milchfluss kann Salbeitee zum Einsatz kommen.

▪▪ Frauengesundheit/Frauenwissen

Salbei kann auch als Tee bei übermäßigem Schwitzen getrunken werden, ferner sind Fertigarzneimittel verfügbar.

Das Salbeibad wirkt über das beigefügte Salz zusätzlich durchblutungsfördernd.

Das Rezept stammt von der Heilpraktikerin Natascha von Ganski, die in Berlin die Heilpflanzenschule ALCIMIA leitet (Ganski u. Gerhard 2011, S. 126).

▪▪ Nebenwirkungen, Gegenanzeigen und Wechselwirkungen

Bei erhöhtem Blutdruck bitte auf das Meersalz verzichten.

Salbeitee (innerlich) und Salbeitinktur zum Gurgeln

▪▪ Wirkung

- Mindert die Schweißsekretion (v. a. bei Frauen in den Wechseljahren, die unter Hitzewallungen mit Schweißausbrüchen leiden)
- Adstringierend
- Bakterien- und virenmindernd (Delamare et al. 2007)

Anwendungsgebiete

- Leichte dyspeptische Beschwerden wie Sodbrennen und Blähungen (Tee)
- Übermäßige Schweißsekretion (Tee)
- Entzündungen in Mund und Hals (Tee oder Tinktur zum Gurgeln)
- Unterstützung beim Abstillen (Tee)

▪▪ Sie benötigen

- Salbeiblätter aus der Apotheke
- Salbeitinktur aus der Apotheke oder dem Reformhaus

Es gibt auch gute Fertigarzneimittel, die Salbei und Thymian kombinieren und damit die antibakterielle Wirkung des Thymians einbeziehen

▪▪ Durchführung

▪ Zubereitung Tee zum Trinken

1 gestr. TL Salbeiblätter mit 1 Tasse kochendem Wasser (ca. 150 ml) übergießen und bedeckt bis zu 5 Minuten ziehen lassen, abseihen. Nicht mehr als 3 Tassen pro Tag trinken.

▪ Zubereitung Tee zum Gurgeln

1 geh. TL Salbeiblätter mit 1 Tasse kochendem Wasser (ca. 150 ml) übergießen und bedeckt 10–15 Minuten ziehen lassen, abseihen und mehrmals täglich damit gurgeln.

Übrigens Je stärker Sie den Tee machen und je länger sie ihn ziehen lassen, umso bitterer und gerbstoffhaltiger wird er.

▪ Anwendung Tinktur

Nach Dosierungsanweisung, mehrmals täglich damit Gurgeln.

▪▪ Besondere Hinweise und Infos

Die beiden wichtigsten Wirkstoffgruppen im Salbei sind das ätherische Öl und die Gerbstoffe. Zusätzlich enthält Salbei aber auch noch Bitterstoffe und Flavonoide. Das ätherische Öl mit den Hauptkomponenten Thujon, Cineol und Campher wirkt keimmindernd, bakterien- und virenhemmend und ist deshalb besonders für die Anwendung bei Entzündungen im Mund- und Halsbereich geeignet. Die Gerbstoffe schützen mit ihrer adstringierenden (zusammenziehenden) Wirkung die Schleimhäute, sie dichten sie quasi ab und machen sie weniger durchlässig und empfindlich.

▪▪ Frauengesundheit und Frauenwissen

Traditionell wird die austrocknende und adstringierende Eigenschaft von Salbei in der Stillzeit zum Reduzieren des Milchflusses und zum Abstillen genutzt und in den Wechseljahren zur unterstützenden Behandlung bei Hitzewallungen mit Schweißausbrüchen.

Salbei wurde schon in früheren Zeiten als äußerst heilkräftig eingestuft, was sich in seinem Namen widerspiegelt, der sich vom lateinischen *salvare* (heilen) ableitet. Er galt als Universalmittel und war auch ein sehr wichtiges Räucherkraut.

Interessant ist die Erkenntnis aus der Aromatherapie, dass Salbeiöl den Gehirnstoffwechsel und somit die Gehirnleistung aktiviert: die Lern- und Merkfähigkeit nimmt durch den Duft von Salbeiöl zu (Werner u. Braunschweig 2014, S. 213).

▪▪ Nebenwirkungen, Gegenanzeigen und Wechselwirkungen

Salbeitinktur zum Gurgeln sollte nur verdünnt angewendet werden (Packungsbeilage, Auskunft Apotheker). Darreichungen mit hohem Thujongehalt (Tinktur, ätherisches Öl) können bei hoher Dosierung oder länger dauernder Einnahme zu Wärmegefühl, Tachykardie, Schwindel und epilepsieartigen Anfällen kommen (European Medicines Agency 2016).

Kleinkinder und Schwangere sollten keinen Salbeitee trinken. Besonders von der Einnahme von Salbeitinktur wird abgeraten (Thujongehalt!). Stillende Mütter müssen wissen, dass Salbeitee die Milchmenge reduziert.

Salzauflage

▪▪ Wirkung

- Entspannend
- Schmerzlindernd, wenn Wärme gut tut

Anwendungsgebiete
- Schmerzen, speziell Gelenkschmerzen
- Muskelverspannungen
- Wirbelsäulenbeschwerden

▪▪ Sie benötigen
- Meer- oder Steinsalz (Bioladen)
- Leinensäckchen

▪▪ Durchführung
In ein trockenes Leinensäckchen wird Salz gefüllt und im Backofen (50–60 °C) erwärmt (nicht in der Mikrowelle). Das Säckchen wird auf die schmerzhafte Stelle gelegt.

▪▪ Besondere Hinweise und Infos
Die Salzauflage liefert eine Form der trockenen Wärme, im Gegensatz beispielsweise zur Kartoffelauflage. Das Säckchen lässt sich gut an den Körper anmodellieren.

▪▪ Frauengesundheit/Frauenwissen
Wärmeanwendungen sind immer dann angezeigt, wenn Wärme gut tut. Dies ist bei vielen Frauen der Fall. Das Salzsäckchen ist wie eine kleine Wärmflasche einzusetzen, die auch auf der Stirn bei Kopfschmerzen oder Stirnhöhlenentzündung anwendbar ist.

▪▪ Nebenwirkungen, Gegenanzeigen und Wechselwirkungen
Keine Anwendung bei akuten entzündlichen rheumatischen Beschwerden oder einem akuten Gichtanfall.

Salzwasser, äußerlich

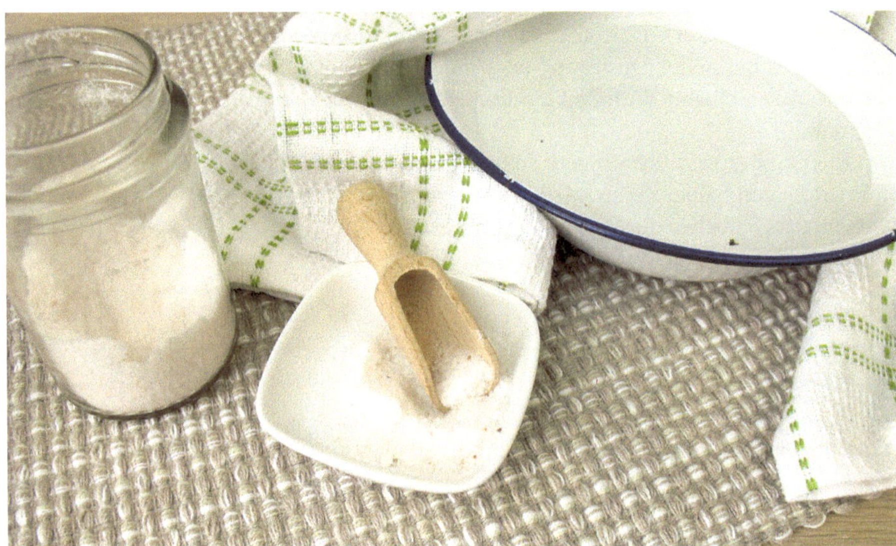

▶ **Abb. 27**   Salzwasser ist ein Hausmittel mit langer Tradition (© Heike Rau/stock.adobe.com)

▪▪ Wirkung
- Reinigend
- Befeuchtend

Anwendungsgebiete
- Trockene Augen
- Müde Augen
- Erkältungen mit Augenbeteiligung
- Heuschnupfen
- Gurgeln: Mundschleimhaut- oder Zahnfleischentzündung
- Gurgeln: Halsentzündung
- Nasenspülung: drohende Erkältung

▪▪ Sie benötigen
- Meer- oder Steinsalz (kein Kochsalz!) (Bioladen)
- Wasser

Man kann auch isotonische Kochsalzlösung aus der Apotheke besorgen, das ist dann noch hygienischer und eignet sich besonders, wenn man die Nase mit Salzwasser als Nasentropfen befeuchten will.

▪▪ Durchführung
⅓ TL Salz in ¼ l Wasser lösen. Dafür das Salz in etwas heißem Wasser auflösen und mit kühlem Wasser auffüllen, bis eine angenehme, nicht zu warme Temperatur erreicht ist.

▪ Augenspülung
Dafür wird die Lösung in eine Augenbadewanne aus der Apotheke, alternativ in einen sauberen Eierbecher gefüllt. An das Auge anhalten, über dem Waschbecken den Kopf nach oben drehen und dann mit den Augenlidern blinzeln.

> **Die Lösung für jede Anwendung frisch herstellen.**

▪ Gurgeln
Bei Erkrankungen in Mundraum oder Hals wird mit der Lösung gegurgelt.

▪ Nasenspülung, Nasentropfen
Die beschriebene Mischung kann auch für viele andere Spülungen verwendet werden: die Spülung der Nase mit einer Nasendusche. Gut kann man die Lösung auch in eine Tropfflasche aus der Apotheke füllen und als Nasentropfen verwenden. Dann alle 2–3 Tage frisch herstellen.

▪ Inhalation
Mit Salzwasser lässt sich auch inhalieren, wenn man Salz mit heißem Wasser überbrüht und ein Kopfdampfbad durchführt.

Übrigens   Salz ist wirklich überall auf der Welt vorhanden, daher sind Anwendungen mit Salz ein guter Tipp zur Selbsthilfe auf Reisen.

▪▪ Besondere Hinweise und Infos

Der Körper besteht zum überwiegenden Teil aus Wasser. Dabei handelt es sich um «Salzwasser». Die oben beschriebene Konzentration entspricht der körpereigenen Konzentration, man spricht auch von einer isotonischen Kochsalzlösung (0,9%). Durch das Augenbad wird die Bindehaut befeuchtet, wie mit der Tränenflüssigkeit.

Verwendet man eine stärkere Salzkonzentration als bei der isotonischen Kochsalzlösung, versucht der Körper auszugleichen, und die Durchblutung wird angeregt. Dieses macht man sich bei Voll- oder Teilbädern zunutze.

Salzwasser in der richtigen Kombination ist ein echter Allrounder, der immer dann eingesetzt werden kann, wenn man Schleimhäute mechanisch reinigen, mit Mineralstoffen versorgen und sie befeuchten möchte. Dies ist für die eigene Gesundheit von Vorteil, aber auch eine Erste-Hilfe-Maßnahme z. B. für herumreisende Teenager oder kranke Männer.

▪▪ Frauengesundheit/Frauenwissen

Gerade im Alter neigen die Schleimhäute dazu auszutrocknen, und sie sollten regelmäßig befeuchtet werden. Zusätzlich zur der Spülung mit Salzwasser können abends vor dem Schlafengehen auch die Augenlider, Brauen und Schläfen mit kaltem Wasser befeuchtet werden, das fördert die Durchblutung.

An äußerliche Salzanwendungen ist auch bei Hautbeschwerden zu denken, so z. B. bei Neurodermitis oder Schuppenflechte (Psoriasis). Hier wird eine stärke Salzkonzentration verwendet. Dr. Barbara Hendel, Autorin des Buches *Wasser & Salz*, empfiehlt übrigens auch Salzsocken bei chronisch kalten Füßen – einem häufigen Frauenproblem. Dafür werden ein Paar saubere Baumwollsocken in eine etwa 3- bis 5-prozentige Solelösung getaucht (30–50 g auf 1 l Wasser). Die Socken werden gut ausgewrungen und angezogen, die Füße dann in ein trockenes Handtuch eingewickelt. Eine Stunde ruhen (Hendel u. Ferreira 2001, S. 148).

▪▪ Nebenwirkungen, Gegenanzeigen und Wechselwirkungen

Keine.

Schlafkissen für Frauen

▪▪ Wirkung

- Schlaffördernd
- Beruhigend
- Entspannend

Anwendungsgebiete
- Einschlafstörungen
- Nervöse Unruhe
- Gedankenkreisen

▪▪ Sie benötigen
- Kamillenblüten
- Fenchelfrüchte, angestoßen
- Melissenblätter
- Hopfenzapfen
- Lavendelblüten

Zu gleichen Teilen in der Apotheke mischen lassen

▪▪ Durchführung
Zwei Handvoll der Kräuter in ein Säckchen einnähen.

▪▪ Besondere Hinweise und Infos
Die schlaffördernde Wirkung bei der Anwendung durch ein Schlafkissen beruht bei den meisten der genannten Heilpflanzen auf den enthaltenen leicht flüchtigen ätherischen Ölen.

Wichtig sind zudem die Hopfenzapfen, die bei Körperwärme eine schlaffördernde Substanz abgeben und traditionell in Schlafkissen für Kinder verwendet werden.

▪▪ Frauengesundheit/Frauenwissen
Auch bei Männern funktioniert die schlaffördernde, östrogenartige Wirkung des Hopfens – das kennt man ja vom Bier …

▪▪ Nebenwirkungen, Gegenanzeigen und Wechselwirkungen
Unverträglichkeit oder Allergien gegenüber einem der Inhaltsstoffe bzw. Korbblütler-Allergie (Kamille).

Teemischung für Nerven und Kreislauf

▪▪ Wirkung
- Wärmend
- Stärkend
- Stoffwechselanregend
- Blutdruckanregend

Anwendungsgebiete
- Innere und äußere Kälte
- Kreislaufschwäche
- Niedriger Blutdruck
- Belastungszeiten
- Nervöse Unruhe

▪▪ Sie benötigen
- Zimtrinde, zerkleinert
- Rosmarinblätter
- Ingwerwurzelstock, zerkleinert

In der Apotheke zu gleichen Teilen mischen und feste Bestandteile zerkleinern lassen

▪▪ Durchführung

1 gestr. TL der Teemischung mit einer Tasse kochendem Wasser (ca. 150 ml) übergießen und bedeckt 5–10 Minuten ziehen lassen, abseihen. Vormittags und nachmittags – nicht abends, weil zu anregend – eine Tasse Tee trinken, gerne auch mit Honig gesüßt.

▪▪ Besondere Hinweise und Infos

Rosmarin wirkt anregend auf den Blutdruck, Ingwer tonisierend (stärkend) und «erhitzend», Zimtrinde ebenfalls «wärmend». Insgesamt handelt es sich um eine wohlschmeckende, nervenstärkende Drogenmischung. Ergänzt werden kann sie bei Bedarf durch ein paar Lavendelblüten – Lavendel wirkt beruhigend und entspannend.

Übrigens   Die beschriebene Mischung geht zurück auf eine Teemischung des Münchner Heilpraktikers Josef Karl, der jedoch als wichtigsten Bestandteil seines Tees Johanniskraut verwendet (40 g) und es mit Ingwerwurzel (30 g) und je 10 g Rosmarinblätter, Lavendelblüten und Zimtrinde mischt (Karl 1995, S. 261). Insbesondere durch die Interaktion des Johanniskrauts mit der Antibabypille und anderen hormonellen Verhütungsmitteln wurde in der hier vorgestellten Rezeptur auf das Johanniskraut verzichtet.

▪▪ Frauengesundheit/Frauenwissen

Auf die Schnelle kann man diesen Tee auch mit Zutaten aus dem Gewürzregal zubereiten: ½ TL Rosmarinblätter, eine Prise Zimtpulver und 1 Scheibe frischen Ingwer (oder etwas Ingwerpulver) mit einer Tasse kochendem Wasser (ca. 150 ml) übergießen und bedeckt 5–10 Minuten ziehen lassen, abseihen. Er ist wohlig wärmend und stärkend.

▪▪ Nebenwirkungen, Gegenanzeigen und Wechselwirkungen

Unverträglichkeit oder Allergie gegenüber einem der Inhaltsstoffe; das ist bei den verwendeten Heilpflanzen aber eher selten.

Teemischung gegen Übelkeit und nervöse Magen-Darm-Beschwerden

▪▪ Wirkung
- Brechreizlindernd
- Krampflösend
- Schmerzlindernd
- Leicht betäubend
- Nervenstabilisierend

Anwendungsgebiete (innerlich)
- Übelkeit in der Schwangerschaft
- Ansonsten in Zeiten, in denen Stress auf Magen und Darm schlägt

▪▪ Sie benötigen
- Kamillenblüten
- Fenchelfrüchte
- Melissenblätter
- Pfefferminzblätter

Zu gleichen Teilen in der Apotheke mischen lassen. Da es sich um gängige Heilpflanzen handelt, können Sie sie auch zu Hause mischen – mit «gleichen Teilen» sind die Gewichtsanteile gemeint

▪▪ Durchführung
1 gestr. TL der Teemischung mit einer Tasse kochendem Wasser (ca. 150 ml), bedeckt 5–10 Minuten ziehen lassen, abseihen. Mehrmals täglich eine Tasse trinken.

▪▪ Besondere Hinweise und Infos
In der Schwangerschaft ist bei Übelkeit v. a. Pfefferminztee angezeigt. Das in der Pfefferminze enthaltene Menthol wirkt schmerzlindernd, erfrischend und leicht kühlend. Bewährt hat sich hier aber auch die hier beschriebene Mischung: die Kamillenblüten wirken krampflösend, die Fenchelsamen von der Mitte her wärmend und die Melissenblätter beruhigend auf ein überreiztes Nervensystem.

▪▪ Frauengesundheit/Frauenwissen
Die Teemischung stammt aus dem Buch *Geburtshilfe integrativ*, herausgegeben von einer Pionierin der naturheilkundlichen Geburtshilfe, Prof. Dr. Ingrid Gerhard, und der Frauenärztin Dr. Dorothee Struck (Gerhard u. Feige 2005).

Sie verbindet dabei Heilpflanzen, die man als Frau auch in anderen Zeiten einsetzen und v. a. gut kombinieren kann. Denn oft stehen die entsprechenden Teebeutel durchaus im Regal. Daher soll dieses Rezept dazu anregen, auch einmal einen Tee aus Kamille plus Fenchel plus Pfefferminze zuzubereiten.

Melisse ist eine Heilpflanze, die in der heutigen Zeit ebenfalls in jede Frauenapotheke gehören sollte.

▪▪ Nebenwirkungen, Gegenanzeigen und Wechselwirkungen

Unverträglichkeit oder Allergien gegenüber einem der Inhaltsstoffe.

Trockenbürsten

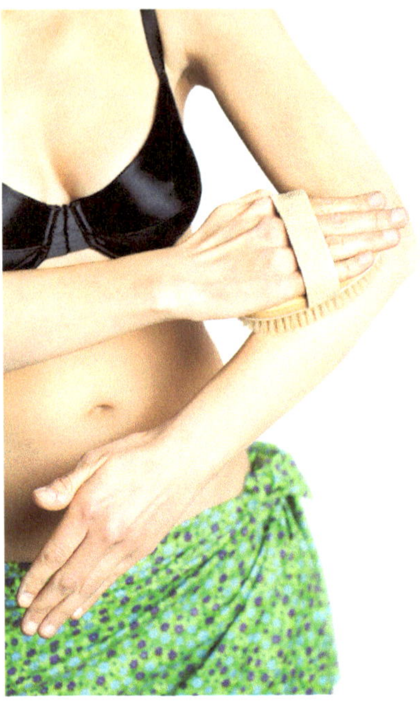

◨ **Abb. 28** Durch regelmäßige Bürstenmassage wird die Haut besser durchblutet und erneuert sich schneller (© tbel/stock.adobe.com)

▪▪ Wirkung

- Fördert die Durchblutung, auch reflektorisch in den unter der Haut liegenden Organen, der Blutfluss der Venen zurück zum Körperstamm wird unterstützt
- Steigert die Lymphzirkulation, der Lymphstrom zurück zum Körperstamm wird unterstützt
- Regt den Hautstoffwechsel an, öffnet die Poren
- Verbessert die Hautatmung und damit die Ausscheidung und Entgiftung über die Haut
- Trägt alte Hautschüppchen ab, fördert die Hauterneuerung
- Kann Cellulite reduzieren
- Aktivierend, anregend, wohltuend
- Blutdruckregulierend: durch das sanfte Bürsten werden die Kapillaren erweitert, und dadurch wird auch der Blutdruck etwas gesenkt; bei niedrigem Blutdruck führt das Trockenbürsten eher zu einer Anregung und Vitalisierung
- Nicht zuletzt: ein schöner Akt der Selbstfürsorge, um sich einmal am Tag mit dem eigenen Körper zu beschäftigen

Anwendungsgebiete

- Zur Gesundheitsförderung
- Für die Schönheit
- Durchblutungsförderung
- Verbesserung des Hautstoffwechsels
- Niedriger Blutdruck

▪▪ Sie benötigen

- Eine Körperbürste mit Naturborsten (Drogeriemarkt)

▪▪ Durchführung

Bürsten Sie den Körper, am besten morgens vor dem dem Waschen oder Duschen, mit einer hochwertigen Bürste (Bioladen, Drogeriemarkt) – wenn Sie es nach Kneipp machen wollen, dann vor dem offenen Fenster!

Zur Reihenfolge Bürsten Sie immer von außen nach innen, also von der Peripherie (Arme bzw. Beine) zum Körperstamm (Rumpf), außerdem von herzfern nach herznah. Konkret bedeutet dies: Beim rechten Fuß beginnen und langsam zunächst außen, später innen, in langen Strichen mit leichtem Druck vom Fuß über den Unterschenkel bis zum Gesäß bürsten. Mit dem linken Bein wiederholen. Dann wird in Kreisen das Gesäß gebürstet, besonders angenehm ist hier eine Bürstung des Kreuzbeins, also des unteren Bereichs der Wirbelsäule, in dem das Becken ansetzt. Dann folgt der rechte Arm, wieder von der Hand über den Unterarm und den Oberarm zur Schulter, dann das Gleiche mit dem linken Arm. Brust und Nacken werden wieder in kleinen Kreisen gebürstet.

Für den Rücken braucht man Assistenz – vielleicht ein guter Anlass, sich ab und zu gegenseitig den Rücken zu bürsten, auch hier mit langen Strichen und Kreisen.

Im Anschluss Wechselduschen oder warme Dusche, mit einer kalten Brause aufhören. Danach tut es gut, sich mit einer erfrischenden Körperlotion zu pflegen.

▪▪ Besondere Hinweise und Infos

Gerade im Alter kann vielen Frauen die Gesundheit der Beine zu schaffen machen. Oft sind die Beine nicht ausreichend durchwärmt und durchblutet. Hier können die Bürstungen ein wenig nachhelfen. Es ist angenehm, sich danach mit einer Körperlotion und gerade die Unterschenkel mit einer guten rückfettenden Creme für trockene Haut einzureiben.

Viele Blindenwerkstätten stellen sehr gute Körper- und Babybürsten her. Die Bürste sollte aus Naturborsten sein, es gibt weichere und härtere Borsten, verbreitet sind Pferdehaar und Wildschweinborsten. Als Top-Modelle unter den Körperbürsten gelten Körpermassagebürsten mit Bronzedrähten, die nicht nur mechanisch wirken, sondern möglicherweise auch über das Metall. Für das Gesicht gibt es kleine Bürstchen mit weichen Borsten, für Hände und Nägel Hand- und Nagelbürsten.

▪▪ Frauengesundheit/Frauenwissen

Frauen in aller Welt rubbeln ihre abgestorbenen Hautzellen ab. In Afrika wird weiße Tonerde verwendet, in arabischen Ländern das Rasulbad (auch: Rhassoulbad) genossen. Die Haut wird in beiden Fällen am ganzen Körper mit Mineralerdebrei eingerieben, dieser wird einmassiert oder trocknen gelassen und abgerieben oder abgeduscht. Die Mineralien binden ausgeschiedene Säuren und Toxine.

▪▪ Nebenwirkungen, Gegenanzeigen und Wechselwirkungen

Keine Anwendung bei Störungen des Hautstoffwechsels (Schuppenflechte), Akne, entzündlichen Hautkrankheiten, Hautverletzungen, nervöser Übererregbarkeit. Keine Bürstungen bei offenen Wunden.

Bei leicht angegriffener oder rauer Haut oder bei Empfindungsstörungen sollten Sie sehr vorsichtig vorgehen und hier beispielsweise eine Ziegenhaarbürste für Babys verwenden.

> ❯ **Bei Krampfadern nur vorsichtig streichen. Bei schweren Krampfadern die betroffenen Bereiche aussparen.**

Venenwickel mit Essigwasser

▪▪ Wirkung

- Erfrischend
- Die Durchblutung anregend
- Kühlend
- Stärkt den Säureschutzmantel der Haut (Essig)
- Entstauend

Anwendungsgebiete
- Schwere Beine
- Dauerhaftes Tragen von Kompressionsstrümpfen

▪▪ Sie benötigen
- **Pro Bein**
  - 1 Innentuch (z. B. Leinen-Stoffserviette)
  - 1 Zwischentuch (z. B. Geschirrhandtuch)
  - 1 Außentuch (z. B. Frotteehandtuch)
  - Wasser mit einem Schuss Apfelessig (lauwarm bis kühl, je nachdem, wie es angenehm ist)

▪▪ Durchführung

Innentuch in Wasser tränken und leicht auswringen, um den Unterschenkel legen, mit Zwischentuch und Außentuch fixieren. Anwendungsdauer ca. 30 Minuten.

▪▪ Besondere Hinweise und Infos

Essig stärkt den Säureschutzmantel der Haut. Besonders geeignet ist ▶ Apfelessig.

▪▪ Frauengesundheit/Frauenwissen

Die beschriebene «häusliche Variante» mit Stofftüchern ist gut machbar, noch besser geeignet und handlicher sind die fertigen Wickel von Ursula Uhlemayr, der deutschen «Wickel-Expertin», die im Allgäu Wickeltücher herstellt und diese auch vertreibt. Dazu zählen auch Venenwickel mit Innentuch und Zwischentuch wie auch ein Venen- und Wadenwickel mit Leinen-Innentuch.

▪▪ Nebenwirkungen, Gegenanzeigen und Wechselwirkungen

Unter Umständen Hautreizungen durch die Anwendung. Keine Anwendung bei offenen Stellen und Wunden.

Bei Krampfadern wird in der Volksmedizin durchaus das Einreiben mit verdünntem Apfelessig empfohlen.

Wärmflasche

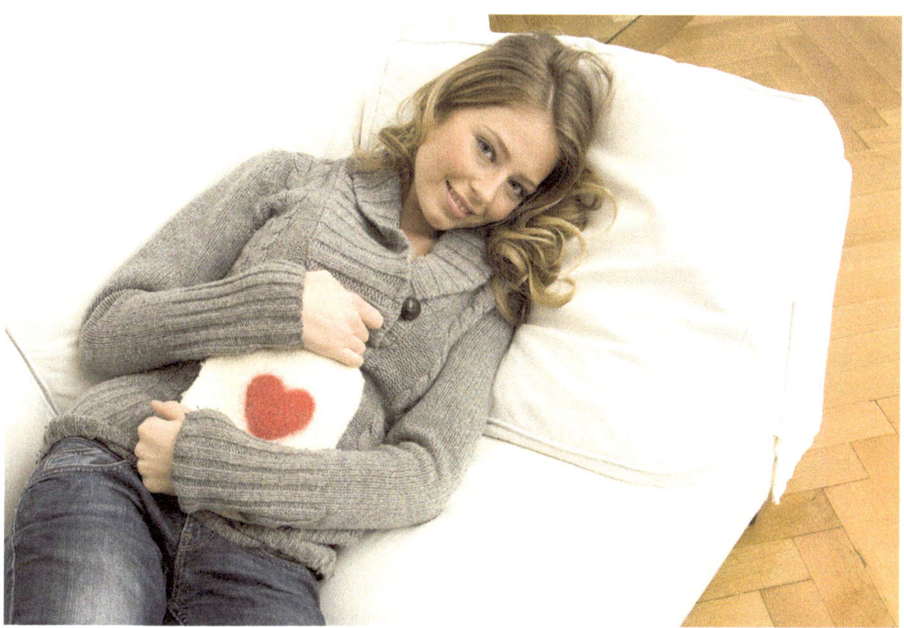

◫ **Abb. 29** Eine Wärmflasche sollte in keinem Frauenhaushalt fehlen (© dresden/stock.adobe.com)

▪▪ Wirkung

- Wärmend
- Die Muskulatur entspannend
- Durchblutungsfördernd

Anwendungsgebiete
- Kalte Gliedmaßen
- Schmerzhafte Verspannungen
- Krämpfe der glatten Muskulatur in Verdauungstrakt, Harntrakt und den Atemwegen

■ ■ Sie benötigen
- 1 Wärmflasche, TÜV-geprüft
- 1 Stoffbezug (wichtig!)
- Wasser, sowohl kalt als auch kochend

Die Wärmflasche muss korrekt aufbewahrt werden (Stöpsel separat, am besten mit einem Band an der Wärmflasche befestigen; umgekehrt aufhängen, damit sie nach Gebrauch gut trocknen kann

■ ■ Durchführung

Es gibt immer noch sehr viele Verbrennungsunfälle, v. a. wenn zu heißes Wasser eingefüllt wird und das dann am besten direkt vor dem Oberkörper (oder die Luft am Oberkörper ausgedrückt wird). Deshalb wird hier eine sichere Anwendung geschildert:

Zunächst zur Hälfte kochendes und kaltes Wasser in einem separaten Krug mischen. Zum Füllen die Flasche am Hals anfassen und aufrecht halten. Nun das warme Wasser in die Wärmflasche füllen, bis sie ca. zur Hälfte bzw. zu zwei Dritteln gefüllt ist. Dann die Luft vorsichtig herausdrücken (das geht auch in der Spüle), die Wärmflasche gut verschließen und auf jeden Fall prüfen, ob sie dicht ist (umdrehen!). Stoffhülle überziehen. Vor der Anwendung immer die Temperatur an der Innenseite des eigenen Unterarmes prüfen!

■ ■ Besondere Hinweise und Infos

❯ Bitte beachten Sie: es gibt zahlreiche Verbrennungsunfälle aufgrund fehlerhafter Anwendung, insbesondere bei Kindern oder alten Menschen.

Heute sind Wärmflaschen in unterschiedlichsten Formen erhältlich, relativ neu sind runde Wärmflaschen mit Neopren-Bezug, deren Verschluss sich plan in die Wärmflasche hineindrücken lässt. Allerdings lässt sich der Bezug nicht abnehmen – also, wenn er nass ist, ist er nass.

Empfehlenswert sind abnehmbare Überzüge aus Schafwolle, die mit Klettverschluss fixiert werden.

Geschenktipp   Überzüge für Wärmflaschen lassen sich auch stricken oder (auch von völlig Ungeübten wie einer der Autorinnen) filzen. Ein schönes selbstgemachtes Geschenk!

▪▪ Frauengesundheit/Frauenwissen

Besonders hilfreich ist die Wärmflasche bei Blasenentzündung und Menstruations-krämpfen. Bei letzteren die Wärmflasche eher im Bereich des unteren Rückens anlegen, v. a. an den ersten Tagen der Blutung. Eine Auflage auf dem Unterbauch könnte die Blutung verstärken.

Viele Frauen sind kälteempfindlich – und freuen sich über die heiße Wärmflasche im Bett, insbesondere wenn sie nach einem langen Mädels-Abend die Decke zurück-schlagen.

▪▪ Nebenwirkungen, Gegenanzeigen und Wechselwirkungen

Keine Anwendung bei Sensibilitätsstörungen der Haut, schweren Durchblutungsstörun-gen und akuten Entzündungen in dem betroffenen Bereich.

Wasser mit Zitronensaft

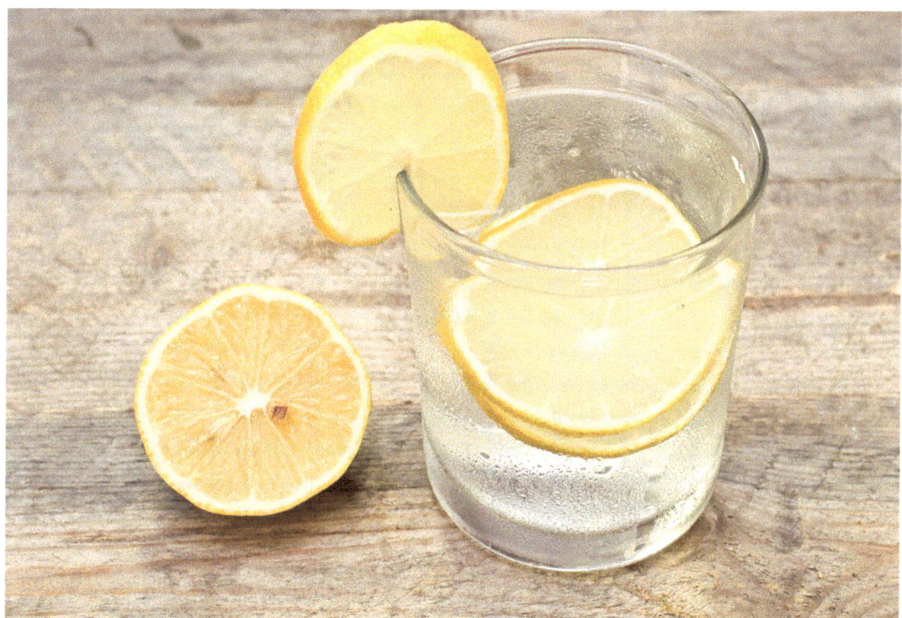

◘ **Abb. 30** Wasser mit Zitronensaft gilt als einfaches «Entgiftungsmittel» (© Pavel Mastepanov/stock.adobe.com)

▪▪ Wirkung

- Erfrischend, anregend
- Aktiviert den Leberstoffwechsel
- Wirkt dadurch entgiftend
- Verbessert die Fettverdauung

Anwendungsgebiete
- Zwischendurch
- Zur Vorbeugung gegen Erkältung
- Als Frühjahrskur
- Als Leber-Detox-Kur

▪▪ Sie benötigen
- 1 Glas Wasser
- ½ Zitrone, Saft

▪▪ Durchführung
Möglichst morgens nüchtern (wenn man das verträgt) ein Glas Wasser mit dem Saft einer halben Zitrone trinken. Das Wasser sollte kalt oder lauwarm sein.

▪▪ Besondere Hinweise und Infos
Die Leber ist das zentrale Stoffwechselorgan. Ist sie belastet, kommt es nicht zu Schmerzen, sondern zu Abgeschlagenheit. «Der Schmerz der Leber ist die Müdigkeit» ist ein bekannter Ausspruch aus der Naturheilkunde.

Mehr und mehr wird die Leber heute in die Therapie unterschiedlichster Erkrankungen einbezogen. Ihre Funktion ist entscheidend für die Fettverdauung und die Entgiftung des Körpers. Wenn die Leber nicht richtig arbeitet, funktionieren weder die Verdauung noch die Ausscheidung von Abfallstoffen und die gesamte Blutreinigung richtig. Hinweise für eine Leberbelastung oder Leberfunktionsschwäche sind z. B. anhaltende Müdigkeit, eine belegte Zunge, Augenringe, Blähbauch, Übergewicht, Mundgeruch, Gewichtszunahme, Gallensteine, Unverträglichkeiten von Lebensmitteln, Unverträglichkeit von Alkohol, Heißhungerattacken auf Süßes, depressive Verstimmung, Stimmungsschwankungen, Schlafstörungen. Nach Vorstellung der TCM ist die Leber mit dem Gefühl der Wut verbunden («Ist Dir eine Laus über die Leber gelaufen?»).

In der TCM wird der saure Geschmack der Leber zugeordnet. Wer also seine Leber unterstützen möchte, sollte Zitronensaft auch in den Alltag integrieren, etwa anstelle von Balsamico-Essig in der Salatsoße.

Der Ayurveda kennt ein ähnliches, etwas schwächer dosiertes Rezept zur Entgiftung und Stärkung, das die Anwendung von heißem Wasser mit Zitronensaft und Honig verbindet: einmal täglich 1 Glas heißes Wasser mit 1 TL Honig und 1 TL Zitronensaft trinken.

▪▪ Frauengesundheit/Frauenwissen
Bereits Mitte der 1990er Jahre hat die australische Ärztin Dr. Sandra Cabott die *Liver Cleansing Diet* publiziert, und dies insbesondere auch als Anregung zur Selbsthilfe für Menschen, die unter Übergewicht und Abgeschlagenheit leiden. Die Prinzipien ihrer Diät sind v. a. eine pflanzenbasierte Kost mit frischgepressten Säften, das Trinken von 8 Gläsern Wasser am Tag, möglichst mit Zitrone, unterstützt durch Nahrungsergänzungsmittel (z. B. Mariendistel, Selen etc.) (*www.sandracabot.com*, zuletzt abgerufen am 4.10.2017).

Wasser mit Zitronensaft ist auch eine in der Hausmedizin bekannte äußerliche Anwendung. So berichtet die türkische Hebamme Gülseren Pekman, der Zitronenwickel sei ihr Allrounder, wenn Sie mitbekomme, dass es in der betreuten Familie Erkältungskrankheiten gibt: Zitronen hat man fast immer zu Hause. Die Auflage ist kühlend, erfrischend und belebend (Kerckhoff u. Contentin-El Masri 2016).

▪▪ Nebenwirkungen, Gegenanzeigen und Wechselwirkungen

Bei Magenbeschwerden keine Anwendung auf nüchternen Magen.

Es sollten nicht unmittelbar nach dem Trinken von Wasser mit Zitronensaft die Zähne geputzt werden (dies gilt für alle Fruchtsäuren).

Wechselduschen

▪▪ Wirkung

- Steigerung der Hautdurchblutung und «Gefäßtraining»
- Stabilisierung des Kreislaufs
- Entlastung des Herzens
- Entspannend
- Wärmeregulierend
- Vorbeugung von Infekten
- Nervenberuhigend
- Anregung des Stoffwechsels

Anwendungsgebiete
- Hoher Blutdruck
- Niedriger Blutdruck
- Stärkung des Immunsystems
- Anregung der Wärmeregulation (kalte Hände und Füße)
- Abgeschlagenheit (z. B. durch Stress und Überlastung)
- Einschlafstörungen
- Krampfadern
- Kreislaufregulationsstörungen

▪▪ Sie benötigen
- Duschkabine und Brause
- Kaltes bis lauwarmes und warmes (38–40 °C) Wasser

▪▪ Durchführung

Bei der Durchführung von Wechselduschen beginnen Sie immer mit heißem Wasser, bis Sie gut durchgewärmt sind. Anschließend drehen Sie die Temperatur herunter. Je nachdem, wie geübt Sie sind, kann der Kältereiz von lauwarm bis kalt reichen.

Beginnen Sie (herzfern) an der Außenseite des rechten Beins, gehen hoch bis zur Hüfte und über die Innenseite wieder nach unten. Dasselbe dann am linken Bein. Danach den rechten und dann den linken Arm von der Hand über die Außenseite bis zum Hals und über die Innenseite wieder zurück zur Hand abduschen. Zum Schluss brausen Sie Brust, Bauch, Nacken und Gesicht ab. Der Rücken muss nicht mitgeduscht werden, insbesondere sollten Sie darauf achten, die Nierenregion nicht kalt abzuduschen – gerade die Nieren sind bei vielen Frauen sehr kälteempfindlich.

Diesen Ablauf können Sie mehrmals wiederholen. Immer warm beginnen und kalt aufhören. Achten Sie darauf, dass Sie vor der Kaltanwendung gut durchgewärmt sind, da Sie sonst den gewünschten Effekt nicht erzielen.

Nach der Dusche streifen Sie das Wasser nur ab und bewegen sich kräftig, bis Sie ganz trocken sind. Danach warm anziehen und auf Wiedererwärmung achten.

■ ■ Besondere Hinweise und Infos

Wechselduschen funktionieren ähnlich wie Saunagänge. Sie trainieren die Gefäße und stärken dadurch indirekt das Immunsystem. Außerdem funktioniert die Wärmeregulation im Körper bei Kälte und Hitze besser.

Die positiven Effekte der Wechselduschen stellen sich allerdings erst bei wiederholter Anwendung ein. Sie sollten versuchen, sie 3- bis 4-mal pro Woche in Ihr Morgenritual zu integrieren.

Das Schöne an Wechselduschen ist, dass nach der anfänglichen Überwindung, sich kalt abzuduschen, die Freude an der Erfrischung und Aktivierung des Kreislaufs und das Wohlgefühl von selbst kommen und man entspannter in den Tag startet.

■ ■ Frauengesundheit/Frauenwissen

Für uns Frauen besonders angenehm: Wechselduschen straffen die Haut, verbessern die Durchblutung und sorgen für einen frischen und gesunden Teint. Sie beugen bei regelmäßiger Anwendung somit auch Cellulite vor.

Sie können die Wechseldusche auch abends anwenden, um entspannt zu schlafen. Dann sollten Sie aber die heiße Phase kurz halten und die kalte Phase temperiert, damit sie nicht zu stark angeregt werden. Kuscheln Sie sich danach in eine warme Decke und genießen das Gefühl der Entspannung.

■ ■ Nebenwirkungen, Gegenanzeigen und Wechselwirkungen

Schon Kneipp sagt sinngemäß, was später als sog. Arndt-Schulz-Regel in die Regulationstherapien einging: Kleine Reize fördern, große Reize hemmen, zu starke Reize lähmen – also: «… keine zu starken Anwendungen, damit die Natur nicht leide und mehr geschwächt als gekräftigt werde» (Kneipp 2001, S. 186).

> ❯ **Sie sollten demnach die Wärme- und Kältereize an ihre momentane körperliche Verfassung anpassen.**

Während der Menstruation, wenn Ihre Haut kalt ist, Sie frieren oder frösteln, bei Harnwegsinfekten, Nierenerkrankungen oder Lumboischialgien sollten keine kalten und wechselwarmen Anwendungen durchgeführt werden.

Wenn sie an niedrigem Blutdruck leiden, sollten Sie nicht zu heiß und nicht zu lange duschen und beide Phasen eher kurz halten.

Wechselwarme Schenkelgüsse

▪▪ Wirkung

- Lokal: reaktive Hyperämie (Überwärmung)
- Allgemein: blutdrucksenkend, durchblutungsfördernd, erweitert reaktiv die Arterien
- Entstaut und tonisiert die Venen
- Vegetativ ausgleichend
- Gewöhnung an Kältereize

Anwendungsgebiete

- Hämorrhoiden
- Krampfadern und Entzündungen der oberflächlichen Beinvenen
- Periphere arterielle Verschlusskrankheit in den Stadien I und II
- Schlafstörungen und migräneartige Kopfschmerzen (Kraft u. Stange 2010)

▪▪ Sie benötigen

- Eine Brause
- Kaltes (10–16 °C) und warmes (38 °C) Wasser

Wenn Sie den Duschkopf von Ihrer Brause entfernen, bekommen Sie einen Schwallstrahl, mit dem Sie die Beine gut benetzen können

▪▪ Durchführung

Bei Wechselgüssen wird immer mit einer Warmphase mit einer Dauer von 1–2 Minuten begonnen, an die sich eine Kaltphase von etwa 10–20 Sekunden anschließt. Man kann die Reihenfolge wiederholen und schließt mit der Kaltphase ab.

Fangen Sie immer mit der rechten, der herzfernen Seite an. Wenn Sie dort beginnen, ist die Belastung für das Herz ist geringer. Die Beine werden von vorne und von hinten begossen.

Beginnen Sie an der rechten Außenseite des Fußes. Dann führen Sie den Wasserstrahl an der Rückseite des Beins hoch über das Gesäß bis zum Beckenkamm. Dort verweilen Sie und lassen den Strahl über die Beine mantelartig nach unten laufen, indem Sie den Schlauch leicht hin und her bewegen. Das Gleiche tun Sie dann auf der Vorderseite. Beginnen Sie auf der Innenseite des Fußes und gehen über die Beininnenseite bis zur Leistenbeuge. Auch hier lassen Sie das Wasser wieder flächig am Bein ablaufen. Das Gleiche machen Sie anschließend mit dem linken Bein.

Danach erfolgt dieselbe Prozedur mit dem kalten Wasser, aber nur 10–20 Sekunden lang. Bei der letzten Kaltphase begießen Sie auch die Fußsohlen mit dem kalten Wasser (Hüter-Becker u. Dölken 2011).

▪▪ Besondere Hinweise und Infos

Sicherlich ist es am wirkungsvollsten, wenn bei einem solchen Guss möglichst viel Wasser den behandelten Körperteil ummantelt. Das geht am besten mit einem an die Wasserleitung angeschlossenen Schlauch mit einem Durchmesser von ca. 2 cm (bzw. ¾ Zoll) oder wenn Sie den Duschkopf von Ihrer Brause abschrauben.

Allerdings ist es wohl eher unwahrscheinlich, jeden Tag den Brausekopf ab- und wieder anzuschrauben. Dann ist es immer noch besser, sich in der gleichen Reihenfolge die Beine abzubrausen, als ganz auf die Anwendung zu verzichten. In diesem Fall würde man bei einem verstellbaren Duschkopf einen mittigen Strahl einstellen und das Wasser nur schwach aufdrehen. Bei dieser Anwendung soll ein «Wassermantel» erzeugt werden und kein Druck. Probieren Sie es aus!

Noch eine Information zu der Anwendung bei Hämorrhoiden   Wechselwarme Güsse können eine Verbesserung der Wandspannung (Tonisierung) in den Beckenvenen auf dem Weg einer reflektorischen Engstellung der Venen fördern.

▪▪ Frauengesundheit/Frauenwissen

Kalte Güsse sind ein gutes Mittel, wenn sie an kalten Füßen oder während der Wechseljahre an Hitzegefühl in den Beinen leiden (Kraft u. Stange 2010).

▪▪ Nebenwirkungen, Gegenanzeigen und Wechselwirkungen

Während der Menstruation, wenn Ihre Haut kalt ist, Sie frieren oder frösteln, bei Harnwegsinfekten, Nierenerkrankungen oder Lumboischialgien sollten keine kalten und wechselwarmen Anwendungen durchgeführt werden.

Generell können kalte oder wechselwarme Anwendungen auch bei kalten Füßen ein Gefäßtraining bewirken und allmählich dazu führen, dass die Füße wärmer werden. Nichtsdestotrotz wird gerade bei kalten Füßen sehr sachte mit einer Temperatur, die nur ganz leicht unter der Körpertemperatur liegt, begonnen und der Körper allmählich zu kühleren Temperaturen hingeführt.

> **Bei stärkeren Krampfadern vor der Anwendung bitte Rücksprache mit dem Arzt. Kälte ist bei Krampfadern an sich gut – aber sicher ist sicher.**

Serviceteil

© Springer-Verlag GmbH Deutschland, ein Teil von Springer Nature 2018
A. Kerckhoff, S. Werner, *Sanfte Hausmittel für Frauen*
https://doi.org/10.1007/978-3-662-55616-0

Literatur

aid infodienst Ernährung, Landwirtschaft, Verbraucherschutz e. V. (13. 01 2017) Ernährungspyramide: Wie groß ist eine Portion? Die Hand als Maß für die richtige Portionsgröße. *https://www.bzfe.de/inhalt/wie-gross-ist-eine-portion-985.html* (zuletzt abgerufen am 26.9.2017)

Bartl R (2011) Osteoporose: Prävention, Diagnostik, Therapie. Thieme, Stuttgart

Batmanghelidj F (2016) Sie sind nicht krank, Sie sind durstig. Heilung von innen mit Wasser und Salz, 16. Aufl. VAK, Kirchzarten

Buchart K (2006) Die 13 Plagen in den Alpen und die Hilfe mit natürlichen Heilmitteln. Rupertus, Salzburg

Buchart K (2015) Vergessene Hausmittel. Servus, Salzburg

Buchart K, Wiegele M (2016) Die Natur-Apotheke. Das überlieferte und neue Wissen über unsere Heilpflanzen. Servus, Salzburg

Bühring U (2009) Praxis-Lehrbuch der modernen Heilpflanzenkunde, 2. Aufl. Sonntag, Stuttgart

Burkhardt-Sischka S (2012) Die Kartoffel – Solanum tuberosum. CoMed, April 2012

Cavagnaro PF, Camargo A, Galmarini C, Simon PW (2007) Effect of cooking on garlic (Allium sativum L.) antiplatelet activity and thiosulfinates content. J Agric Food Chem 55: 1280–1288

Cross L (2002) Die Cross-Methode, Soforthilfe bei Rückenschmerzen. ZS, München

Delamare APL, Moschen-Pistorelle IT, Artico L et al (2007) Antibacterieal activity of the essential oils of Salvia officinalis L. and Salvia triloba L. cultivated in South Brazil. Food Chem 100(2): 603–608

Esch T (2017) Der Selbstheilungscode. Beltz, Weinheim

European Medicines Agency (EMA) (2016) European Union herbal monograph on Salvia officinalis L., folium. Entwurf unter *http://www.ema.europa.eu/docs/en_GB/document_library/Herbal_-_Herbal_monograph/2016/02/WC500201936.pdf* (zuletzt aufgerufen am 9.11.2017)

Faber S (1974) Das Rezeptbuch für Naturkosmetik, 8. Aufl. Molden, Wien

Fintelmann V, Weiss RF, Kuchta RF (2017) Lehrbuch der Phytotherapie. Haug, Stuttgart

Fischer H (2004) FrauenHeilBuch. Nymphenburger, München

Flach G (1966) Aus meinem Rezeptschatzkästlein: eine Sammlung einfacher, bewährter Kräuter- und Volksheilmittel. Bauer, Freiburg i. Br.

Frank T (2016) Analyse der gewichtsreduzierenden Wirkung des Apfelessigs auf Übergewicht. (Studienarbeit, unveröffentlicht; einzusehen bei Hochschule für Gesundheit & Sport, Technik & Kunst, Berlin, *www.my-campus-berlin.com*, zuletzt aufgerufen am 9.11.2017)

Gambon DL, Brand HS, Veerman EC (2012) Unhealthy weight loss. Erosion by apple cider vinegar. Ned Tijdschr Tandheelkd 119(12): 589–591

Ganski N, Gerhard I (2011) Die neue Pflanzenheilkunde für Frauen. ZS, München

Gerhard I (2014) Das Frauen-Gesundheitsbuch, 2. Aufl. Trias, Stuttgart

Gerhard I, Feige A (2005) Geburtshilfe integrativ. Konventionelle und komplementäre Medizin. Urban & Fischer/Elsevier, München

Gerhard I, Ganski v N (2011) Die Neue Pflanzenheilkunde für Frauen. ZS, München

Guthjahr M (2008) Aromaschätze, 2. Aufl. Landbuch, Hannover

Haverland D, Kerckhoff A (2015) Homöopathie für Frauen. Hirzel, Stuttgart

Hendel B, Ferreira P (2001) Wasser & Salz. INA, Berlin

Hofmann A (2013) Basisches Baden – Gesund durch Entsäuerung. Andrea Hofmann, Berlin

Hüter-Becker A, Dölken MH (2011) Physiolehrbuch Basis: Physikalische Therapie, Massage, Elektrotherapie und Lymphdrainage. Thieme, Stuttgart

Jarvis DC (1967) 5 × 20 Jahre leben. Hallwag, Schönbühl-Urtenen

Karach F (1991) Heilung durch Sonnenblumenöl. Mitgliederzeitschrift 1/91: 7–9. Natur und Medizin, Essen

Karl J (1995) Neue Therapiekonzepte für die Praxis der Naturheilkunde: ein Wegweiser durch Erkrankung und Heilung aus ganzheitlicher Sicht. Pflaum, München

Keller R (2014) Aufrecht, heiter und gelassen mit Yoga. Natur und Medizin, Essen

Kerckhoff A (2016a) Von Frau zu Frau. Was wir weitergeben, was wir teilen. Elisabeth Sandmann, München

Kerckhoff A (2016b) Altes Gesundheitswissen von Frauen in aller Welt. Kongressband zum Kongress Ganzheitsmedizin 2016. In: Krebber (Hrsg) Ganzheitsmedizin II. BoD, Norderstedt, S 85–104

Kerckhoff A (2016c) Medicine from the kitchen – pharmacy from the vegetable shelf. Forsch Komplementmed 23(Suppl 1): 1–13 (abstract)

Kerckhoff A, Contentin-El Masri (2016) Hausmittel aus aller Welt. KVC, Essen

Kerckhoff A, Elies M (2009) Leinsamen und Leinöl. Natur und Medizin, Essen

Kerckhoff A, Elies M (2015) Naturheilkunde für zu Hause: Teemischungen für kranke und gesunde Tage. Natur und Medizin e. V. Hrsg. Essen

Kneipp S (2001) Mein Testament für Gesunde und Kranke, 2. Aufl.Lübbe, Hamburg

Kommission E (1985) Monographie BGA/BfArM Piceae aetheroleum, Fichtennadelöl. Bundesanzeiger 154 (21.08.1985). *http://buecher.heilpflanzen-welt.de/BGA-Kommission-E-Monographien/piceae-aetheroleum-fichtennadeloel.htm* (zuletzt abgerufen am 15.10.2017)

Kommission E (1988) Monographie BGA/BfArM Allii sativi bulbus – Knoblauchzwiebel. Bundesanzeiger 122 (06.07.1988). *http://buecher.heilpflanzen-welt.de/BGA-Kommission-E-Monographien/allii-sativi-bulbus-knoblauchzwiebel.htm* (zuletzt abgerufen am 15.10.2017)

Kraft K, Stange RH (2010) Lehrbuch Naturheilverfahren. Hippokrates, Stuttgart

Lauener F (2008) Bewusst Leben, Sport für Einsteiger und Umsteiger, 2. Aufl. Rheumaliga Schweiz, Zürich

Loddenkemper K, Burmester G-R (2007) Entzündliches Rheuma ganzheitlich behandeln. Trias, Stuttgart

Madaus G (1979) Lehrbuch der biologischen Heilmittel; 2. Aufl. Georg Olms, Hildesheim

Marciniak S (2015) Effekte von Leberwickeln auf den menschlichen Körper (Studienarbeit, unveröffentlicht; einzusehen bei Hochschule für Gesundheit & Sport, Technik & Kunst, Berlin, *www.my-campus-berlin.com*, zuletzt aufgerufen am 9.11.2017)

Melchart D, Brenke R, Dobos G et al (Hrsg) (2008) Naturheilverfahren: Leitfaden für die ärztliche Aus-, Fort- und Weiterbildung. Schattauer, Stuttgart

NIH (National Institutes of Health) 2010 Fact Sheet Uterine Fibroids. *https://report.nih.gov/NIHfactsheets/ViewFactSheet.aspx?csid=50* (zuletzt aufgerufen am 9.11.2017)

Nusser B (2009) Trotula, eine große Ärztin und Gelehrte, Naturheilpraxis. *http://www.naturheilpraxis.de/nh/index.html?http://www.naturheilpraxis.de/nh/archiv/2009/nhp08/a_nh-09_08_rub01_trotula.html* (zuletzt aufgerufen am 9.11.2017)

Paracelsus (1942) Lebendiges Erbe. Eine Auslese aus seinen sämtlichen Schriften mit 150 zeitgenössischen Illustrationen. Rascher, Zürich

Paul A, Kerckhoff A (2013) Bewusst atmen; besser leben. KVC, Essen

Raak C, Ostermann T, Boehm K, Molsberger F (2014) Regular consumption of sauerkraut and its effect on human health: a bibliometric analysis. Glob Adv Health Med 3(6): 12–18

Rampp T, Kerckhoff A (2010) Heilfasten. KVC, Essen

Rennard BO, Ertl RF, Gossman GL et al (2000) Chicken soup inhibits neutrophil chemotaxis in vitro. Chest 118: 1150–1157

Roy R, Roy C (1988) Selbstheilung durch Homöopathie. Knaur, München

Rubin F (2011) Meine besten Hausmittel. ZS, München

Rubin F (2015) Meine besten Gesundheits-Tipps fürs Älterwerden; vorbeugen–lindern–heilen. ZS, München

Schatalova G (2002) Wir fressen uns zu Tode. Goldmann, München

Schilcher H, Kammerer S, Wegener T (2010) Leitfaden Phytotherapie, 4. Aufl. Urban & Fischer/Elsevier, München

Schmid D, Lang A, Allgäuer T et al (2001) Beurteilung der Veränderung der Hautbeschaffenheit durch die Heilpflanzensäfte Brennnessel und Löwenzahn. Akt Dermatol 27: 25–29

Schweiz R (2016) Sie haben es in der Hand! Handschmerzen verstehen, behandeln, vermeiden. Rheumaliga Schweiz, Zürich. Abgerufen am 13. 03 2017 von Webdossier Rheuma der Hand

Seidel E (2017) Knoblauch – Allium sativum (Studienarbeit, unveröffentlicht; einzusehen bei Hochschule für Gesundheit & Sport, Technik & Kunst, Berlin, *www.my-campus-berlin.com*, zuletzt aufgerufen am 9.11.2017)

Shakeri A, Sahebkar A, Javadi B (2016) Melissa officinalis L. – a review of ist traditional uses, phytochemistry and pharmacology. J Ethnopharmacol 118: 204–228

Sonn A (2010) Wickel und Auflagen, 4. Aufl. Thieme, Stuttgart

Sonn A, Bühring U (2004) Heilpflanzen in der Pflege. Huber, Bern

Spiegelhalder K, Backhaus J, Riemann D (2011) Schlafstörungen, 2. Aufl. Hogrefe, Göttingen

Spitzer B (1999) Der zweite Rosengarten. Die Geschichte der Geburt. Elwin Staude Verlag, Hannover

Strehlow W (2009) Die Ernährungstherapie der Hildegard von Bingen: Rezepte, Kuren und Diäten. Knaur, München

Treben M (1980) Gesundheit aus der Apotheke Gottes. Ennsthaler, Steyr

Uehleke B, Kerckhoff A (2012) Lavendelöl bei demenziell bedingter Unruhe – ein systematischer Review. Z Komplementmed 1: 18–22

Uhlemayr U, Wolz D (2015) Wickel und Auflagen. Beratung, Auswahl und Anwendung. Deutscher Apotheker Verlag, Stuttgart

Warnke U (2017) Bionische Regeneration: Das Altern aufhalten mit den geheimen Strategien der Natur. Arkana, München

Wegener T (2009) Presssaft aus Brennnesselkraut – erfolgreiche Anwendung im Praxisalltag. Z Phytother 30(5): 243–248

Werner M, Braunschweig v R (2014) Praxis Aromatherapie, 4. Aufl. Haug, Stuttgart

Zimmermann E (2011) Aromatherapie für Pflege- und Heilberufe. Haug, Stuttgart

Zoller A, Nordwig H (1997) Heilpflanzen der Ayurvedischen Medizin. Ein praktisches Handbuch. Haug Stuttgart

Sachverzeichnis